DE

L'AVORTEMENT

AU POINT DE VUE MÉDICAL,

OBSTÉTRICAL, MÉDICO-LÉGAL, LÉGAL ET THÉOLOGIQUE

PAR

E. FERDUT

DOCTEUR EN MÉDECINE DE LA FACULTÉ DE PARIS.

——

PARIS

ADRIEN DELAHAYE, LIBRAIRE-ÉDITEUR

PLACE DE L'ÉCOLE DE MÉDECINE

—

1865

PARIS. — A. PARENT, imprimeur de la Faculté de Médecine, rue Monsieur-le-Prince, 31.

DE

L'AVORTEMENT

AU POINT DE VUE MÉDICAL,

OBSTÉTRICAL, MÉDICO-LÉGAL, LÉGAL ET THÉOLOGIQUE

PAR

E. FERDUT

DOCTEUR EN MÉDECINE DE LA FACULTÉ DE PARIS.

———

PARIS

ADRIEN DELAHAYE, LIBRAIRE-ÉDITEUR

PLACE DE L'ÉCOLE DE MÉDECINE

—

1865

AVANT-PROPOS

De tous les accidents qui peuvent survenir dans le cours de la gestation, l'avortement est celui qui intéresse le plus l'homme de l'art par sa fréquence et par l'importance tant des phénomènes qui le manifestent que des résultats qu'il produit. Après quelques années d'études médicales seulement, n'ayant pas une expérience personnelle suffisante, je ne puis me permettre d'exposer des théories nouvelles sur un sujet aussi délicat, et qui domine toute la pathologie de la grossesse ; toutefois, sans renverser les idées actuellement admises, pour leur en substituer d'autres, j'ai pensé faire un travail utile en condensant, dans cette monographie, toutes les considérations que soulève la question de l'avortement. Dans le principe, j'avais limité mon plan ; mon intention était de ne traiter que le côté purement médical de l'avortement ; mais bientôt j'ai compris que ce travail n'aurait d'utilité réelle, et peut-être un côté de nouveauté, que s'il présentait l'ensemble des questions relatives à la fausse couche. S'il m'avait fallu créer toutes les solutions que comporte un sujet si étendu, je n'aurais jamais pu entreprendre une tâche qui exigeait autant de connaissances ; mais nos maîtres, soit dans leurs écrits, soit dans leurs leçons orales, ont fait la majeure partie du travail : je le déclare donc ici une fois pour toutes, j'ai

puisé à toutes les sources qu'il m'a été donné de connaître. Je me suis adressé plus particulièrement aux
ouvrages classiques de Cazeaux, de M. Chailly, de
M. Velpeau, à ceux de Gardien et de Mauriceau; j'ai
utilisé, autant que j'ai pu le faire, des notes prises par
moi dans les cours particuliers de M. le professeur Pajot, que je m'honore d'avoir eu pour maître; j'ai résumé, au sujet de la jurisprudence, l'excellent livre
de MM. Briand et Chaudé; enfin le remarquable ou-
vrage publié par M. le professeur Tardieu, sous le titre
Étude médico-légale sur l'avortement, a fait presque tous
les frais du troisième chapitre de cette monographie.
J'ai reproduit les idées de ces maîtres, et parfois mon
admiration pour eux a été telle que, ne trouvant pas
d'expressions nouvelles pour redire après eux la même
vérité, je me suis vu contraint de les copier textuelle-
ment. Je le répète, le plan de ce travail est sans doute
considérable, mais je n'ai eu presque qu'à moissonner
dans ce champ immense que nos maîtres ont cultivé et
qu'ils ont su faire rapporter.

Pour rendre plus simple, plus utile et surtout plus
pratique un sujet qui soulève tant de questions diverses, j'ai divisé mon travail en quatre parties.

Le *premier chapitre* renferme l'histoire complète de
la fausse couche naturelle. Après avoir défini cet accident, et en avoir étudié la fréquence tant absolue
que relative, j'ai, dans un article fort étendu, énuméré
les causes si diverses que l'on reconnaît capables de
prédisposer à la fausse couche ou de la déterminer.
En considérant la longueur de cet article, peut-être
m'accusera-t-on d'avoir eu la manie de mon sujet, et

de voir partout des avortements ; mais les personnes qui voudront bien lire ces pages sans les compter reconnaîtront, je l'espère, que je me suis autant étendu sur ce point, non pas pour satisfaire une sorte de passion pour un sujet de prédilection, mais seulement pour être l'historien fidèle, l'interprète rigoureux de la science sur cette question. Rompant ensuite avec l'usage adopté pour l'ordre à suivre dans la description d'une maladie, j'ai réuni, dans un même paragraphe, l'histoire des symptômes et l'étude du diagnostic de l'avortement. Cette fusion, ainsi qu'on pourra en juger, permet d'éviter bien des redites, et satisfait également l'intelligence du lecteur et les besoins du praticien ; symptômes et diagnostic doivent marcher de front : l'un est la raison de l'autre.

Quant au pronostic, j'ai dû combattre les préjugés de bien des personnes ; assurément mes conclusions auraient peu de valeur, si elles m'étaient complètement personnelles ; mais, n'ayant exposé dans cet article que les idées professées par M. Pajot, je pense que ce nom seul suffira pour les faire admettre.

Dans le paragraphe spécialement affecté au traitement de la fausse couche, je suis entré dans diverses considérations et dans certains détails de pratique qui trouveraient peut-être mieux leur place dans l'histoire du traitement des hémorrhagies chez la femme grosse, mais j'ai préféré exposer dans cette monographie toutes les connaissances relatives à la fausse couche, afin que les personnes qui me feront l'honneur de ne pas reléguer cette thèse avec tant d'autres ne soient pas dans la nécessité, en la lisant, de recourir à chaque mot à d'autres ouvrages.

Le *second chapitre*, consacré à l'avortement provoqué, contient l'énumération des circonstances dans lesquelles la loi permet, la science conseille, l'humanité ordonne de déterminer la fausse couche chez une femme enceinte; puis la description raisonnée de tous les moyens scientifiques imaginés pour faire avorter. Enfin dans un résumé substantiel, essentiellement pratique, je mentionne à quel procédé en particulier il convient de donner la préférence, selon l'époque plus ou moins avancée de la grossesse.

Le *troisième chapitre* renferme l'étude médico-légale de l'avortement. Je me suis conformé en tout point à la nouvelle doctrine de l'avortement criminel enseignée par M. le professeur Tardieu, doctrine dans laquelle la justice peut poursuivre et condamner en l'absence du corps du délit, lorsqu'est constant le fait seul de l'expulsion violente et prématurée d'un produit quelconque de conception. J'ai pris un soin tout particulier à exposer le principe de cette nouvelle doctrine, et à dévoiler tous les sombres secrets des personnes qui se livrent à l'infâme profession de détruire les germes; j'ai suivi, dans leurs plus minutieux détails, les démarches et les actions tant des personnes qui cherchent à se faire avorter, que de celles qui ne redoutent pas de leur procurer la fausse couche. Si ce travail devait être lu par des personnes étrangères à l'art de guérir, peut-être pourrait-on me faire le reproche d'avoir contribué, pour une faible part sans doute, à vulgariser des connaissances que tout homme de bien doit ignorer; mais en vérité, je ne crois pas mériter ce blâme, attendu que je n'apprends rien à ceux dont je dépeins la triste profession, et qu'au contraire, en mettant au grand jour leur indigne conduite, je fournis à la police des éléments pour déceler des œuvres que tout homme de bien est heureux de voir punies, et à la justice des preuves pour frapper ces vils coupables.

Enfin, le *quatrième chapitre* est un résumé succinct de la jurisprudence relative au crime d'avortement. Il contient en outre quelques considérations théologiques, tendant à établir que l'avortement provoqué n'est pas dans tous les cas condamné par la religion.

CHAPITRE PREMIER

DE L'AVORTEMENT

AU POINT DE VUE MÉDICAL

Définition.

L'avortement, connu dans certaines provinces sous le nom de *blessure*, et par tout le monde sous la dénomination de *fausse couche*, est l'expulsion du produit de la conception avant l'époque de la viabilité légale du fœtus.

Au point de vue de la morale, de la société et des intérêts des familles, le législateur devait fixer une époque à la viabilité. Pour éviter l'équivoque, tenant compte de quelques faits exceptionnels de précocité que possède la science, la loi française, dans sa sagesse, a reconnu que l'enfant était viable au cent quatre-vingtième jour de la grossesse, c'est-à-dire au sixième mois accompli. Or, ce principe est inexact et faux : pour nous physiologistes, la viabilité de l'enfant ne peut être déterminée que par le degré de perfection et de maturité des organes, et non nécessairement par l'époque de la grossesse; c'est ce qui fait que tel fœtus est viable avant tel autre conçu le même jour. Dans l'immense majorité des cas, le fœtus n'est apte à vivre séparé de sa mère qu'après avoir séjourné sept mois révolus dans le sein de celle-ci : *aussi la viabilité réelle n'est qu'à sept mois*. On ne pourrait pas citer un exemple authentique d'enfant né vivant avant cette époque. Van Swieten parle bien d'un certain Fortunio Liceti qui vécut jusqu'à 79 ans, et qui était venu au monde à cinq mois et demi; il était si chétif que son père eut recours à la chaleur d'un four pour l'élever : ce fait, sur lequel on manque d'explications, est très-contestable. Un fœtus venant au monde vivant à sept mois n'est pas encore chose commune; toutefois, avec des soins, on peut espérer le voir grandir : le maréchal duc de Richelieu fut dans ce cas.

Lorsque l'expulsion du fœtus et de ses annexes hors des organes maternels a lieu du sixième au neuvième mois de la gestation, ce n'est plus un avortement mais un *accouchement prématuré*. Cette distinction, qui semble porter sur les mots, est nécessaire à tout point de vue, et surtout en ce qui concerne l'enfant.

En résumé, la grossesse qui s'arrête avant six mois donne lieu à l'avortement; celle qui se termine du sixième au neuvième mois constitue l'accouchement prématuré.

Divisions.

Les anciens accoucheurs avaient donné différents noms à l'avortement, selon l'époque de la grossesse à laquelle il survient. Ils appelaient *effluxion* celui qui avait lieu avant le septième jour de la conception, *abortus* celui qui survenait avant le quarantième jour, enfin la dénomination d'*aborsus* était réservée aux avortements des premiers mois. Fort heureusement ces distinctions arbitraires et insignifiantes sont complétement oubliées.

Dans l'état actuel de la science, on admet deux classifications dans l'étude de l'avortement : l'une classique, peu utile; l'autre pratique, très-importante.

La *division classique* a été établie par M. Guillemot dans un article fort remarquable; elle est basée sur l'évolution fœtale et comprend trois espèces :

Avortement ovulaire;
Avortement embryonnaire;
Avortement fœtal.

L'*avortement ovulaire* est celui qui survient du premier au vingtième jour de la conception; l'*avortement embryonnaire* apparaît du vingtième au quatre-vingt-dixième jour; enfin l'*avortement fœtal* se manifeste du quatre-vingt-dixième jour jusqu'à la fin des six premiers mois.

La *division pratique*, fondée sur l'étude des causes qui peuvent amener l'avortement, est bien préférable et comprend deux classes :

Avortement spontané.

Avortement accidentel { proprement dit.
{ provoqué.

Aucun effet ne se produit sans causes : aussi, à vrai dire, il n'y a pas d'avortements spontanés ; sous ce nom on est convenu d'entendre des avortements qui se font sans que la cause soit palpable, visible, évidente. Ainsi une femme grosse est en bonne santé, sans cause connue, sans avoir reçu de coups sur le ventre, etc., etc., sa matrice entre en contraction, elle fait une fausse couche : voilà un *avortement spontané*. Quant à l'*avortement accidentel*, il suffit de le nommer pour le définir : il est produit sous l'influence de causes externes, de violences extérieures ou de manœuvres spéciales instituées dans un but louable ou criminel.

Enfin, au double point de vue du pronostic et du traitement, nous sommes obligés d'admettre deux nouvelles espèces de fausse couche :

Avortement complet ;
Avortement incomplet.

L'*avortement est complet* lorsque tout le produit de la conception a été expulsé de la matrice ; il est *incomplet* quand l'utérus retient encore dans sa cavité une portion de l'œuf, le délivre ordinairement.

Fréquence.

Après avoir distingué plusieurs sortes d'avortement, et avant d'entamer les questions de fond de cette monographie, je dois envisager la fausse couche au point de vue de sa fréquence tant absolue que relative : cette dernière considération se présentera à nous sous bien des formes.

L'avortement est-il un accident fréquent ?

L'avortement est un accident de la grossesse qui est *très-fréquent*, contrairement à l'opinion de ceux qui observent dans les hôpitaux. Et pourtant, dans leur sens, ces auteurs ont raison; mais ils sont dans de mauvaises conditions pour résoudre un semblable problème : en effet, la plupart des femmes qui font des fausses couches n'entrent pas à l'hôpital et appellent même rarement un médecin. De tous les avortements, ainsi que nous allons le dire, aucun n'est plus fréquent que celui des premières semaines de la grossesse; or, à cette époque, en quoi consiste une fausse couche? Les femmes, après un retard de quelques jours, perdent un peu plus abondamment que de coutume; elles rendent des caillots et se mettent vingt-quatre heures au lit ayant garde d'appeler l'homme de l'art; le sang coule encore un ou deux jours et tout est fini. Si l'avortement survient au contraire vers le cinquième ou le sixième mois de la grossesse (le cas est plus rare), c'est un accouchement en miniature; les femmes souffrent, elles se rendent à l'hôpital, et ce sont elles seules qu'on a occasion de voir avorter. Telle est la cause d'erreur, et la justification de ceux qui, raisonnant seulement d'après ce qu'ils observent dans les centres hospitaliers, enseignent que les avortements sont des accidents rares. L'illustre Mme Lachapelle a commis elle-même cette erreur qu'a combattue son neveu Dugès. Au total, les avortements sont communs.

L'avortement est-il plus ou moins fréquent que l'accouchement à terme ?

Consultons les statistiques pour répondre à cette question. Mme Lachapelle contre 21,960 accouchements n'a rencontré que 116 avortements. M. Deabel, dans une thèse soutenue à Strasbourg en 1834, admet le rapport de 1 avortement pour 12 accouchements. M. Velpeau, d'après un relevé de Westminster, indique le rapport de 1 avortement à 3 accouchements. Enfin M. Lacroix dit avec Mercatus que *la fausse couche est plus fréquente que l'accouchement à terme*. Pour les motifs que nous avons exposés plus haut, à cause des difficultés insurmontables qu'on éprouvera toujours à faire un relevé exact des fausses couches des premières semaines, nous ne pouvons pas, et l'on ne pourra jamais établir une bonne statistique sur cette matière. L'avortement est très-fréquent; nous n'en savons pas davantage.

A quelle époque de la grossesse l'avortement est-il plus fréquent?

Mme Lachapelle, par sa position à la Maternité de Paris, n'étant à même d'observer que des grossesses assez avancées, a émis une opinion erronée qu'ont partagée à tort plusieurs praticiens. Elle fixe le maximum de fréquence de la fausse couche au sixième mois de la grossesse, puis au cinquième, puis au troisième. Dugès, au reste, qui publia le deuxième et le troisième livre des mémoires de cette illustre sage-femme, releva l'erreur de sa tante. Mauriceau, Baudelocque, Desormeaux, M. Velpeau, tous les accoucheurs enfin qui ont tenu le haut pas dans la pratique obstétricale, ont reconnu *que les avortements étaient bien plus fréquents dans les premières semaines de la gestation*, jusqu'à deux ou trois mois, que vers le cinquième ou le sixième mois. Plus la grossesse avance, mieux elle se conserve. Hippocrate déjà avai signalé le fait, en assurant qu'il se faisait plus d'avortements dans la première quarantaine de la grossesse que dans tout le reste de la gestation.

Pendant les premiers mois de la grossesse, y a-t-il une époque où les avortements soient plus fréquents ?

La solution de ce problème est importante, surtout au point de vue de la prophylaxie de la fausse couche. Oui, il est une époque à redouter pour l'évolution de la grossesse : c'est *celle qui correspond aux époques menstruelles supprimées*. Telle cause qui, en tout autre temps, n'aurait pas agi sur la femme grosse, provoquera chez elle l'avortement, pour peu qu'elle soit prédisposée à cet accident et qu'elle ne prenne pas de grandes précautions.

Les avortements sont-ils plus fréquents quand les fœtus sont du sexe masculin ?

Cette question, de pure curiosité, est absolument sans importance en ce qui concerne la loi et l'art obstétrical. Si quelques personnes ont cru remarquer que, presque toujours, les produits de fausses couches étaient des germes mâles, elles se sont souvent trompées ; en effet, comme le signale Desormeaux, à cette époque, le sexe n'est pas chose facile à reconnaître, bien souvent le clitoris développé peut être pris pour un petit pénis. Contrairement à l'opinion du vulgaire, Morgagni et Desormeaux admettent qu'il y a plus de fœtus abortifs du sexe féminin que du sexe mâle. De quel côté est la vérité ? Je n'ose me prononcer, et, fort heureusement, mon ignorance ne nuira en rien au pronostic et au traitement de l'avortement.

Étiologie.

L'étude des causes de l'avortement est sans contredit la partie la plus longue, la plus embrouillée, mais aussi, peut-être, la plus utile de notre travail. Il en est un peu de la fausse couche comme de ces maladies dont on ne saisit pas les vraies raisons d'être ; on a successivement accusé les circonstances les plus futiles et invoqué les choses les plus disparates : le froid puis le chaud ; la nourriture succulente, et à côté l'alimentation restreinte ; la joie et la tristesse….. Heureusement il y a des causes plus évidentes et plus communes, sur lesquelles nous insisterons davantage. Pour ne rien omettre, pour être aussi simple et intelligible que possible, il faut, dans ce chaos de causes, admettre des divisions, et poser tout d'abord avec nos doctes maîtres quatre grandes classes :

1re classe : *Causes prédisposantes ;*
2e — *Causes accidentelles ;*
3e — *Causes spéciales ;*
4e — *Causes efficientes.*

Les deux premières classes se comprennent d'elles-mêmes. Nous entendons par *causes spéciales* tous les moyens particuliers tendant à déterminer la fausse couche : opérations, breuvages, etc. Les *causes efficientes* sont celles qui effectuent l'avortement. Par un exemple hypothétique rendons l'idée qu'il faut attacher à chacune de ces dénominations : Une femme enceinte est pléthorique (cause prédisposante), elle tombe (cause occasionnelle), on lui introduit une sonde dans la matrice (cause spéciale), des contractions utérines surviennent (cause efficiente), elle avorte.

Ire CLASSE. — CAUSES PRÉDISPOSANTES.

Les causes qui prédisposent à l'avortement sont les plus importantes ; elles sont du domaine de la médecine ; de leur connaissance approfondie résultent des renseignements utiles pour
le diagnostic d'un avortement présent, pour le pronostic de grossesses futures, et des indications thérapeutiques pour prévenir
bien des fausses couches inévitables. Elles reconnaissent trois
sources :

1° *La mère* ;
2° *L'œuf* ;
3° *Le père*.

CAUSES PRÉDISPOSANTES PROVENANT DE LA MÈRE.

Les causes prédisposantes liées à la santé de la mère tiennent
à quelques dispositions générales de l'organisme, ou à un état
spécial des organes sexuels ; en d'autres termes, elles sont *géné-*
rales ou locales. Les premières ont leur source dans la constitution de la femme ou dans des états morbides ; les secondes résident dans les parties dures (squelette) ou dans les parties
molles (organes de la génération).

CAUSES GÉNÉRALES.

Constitution. — Il y a des femmes qui sont prédisposées aux
fausses couches pendant les premiers mois de la grossesse, à
l'époque correspondante au retour de leurs règles ; elles ne sont
pas très difficiles à reconnaître. En première ligne sont les
femmes qui ont des tempéraments bien tranchés, avec la constitution qui leur est attachée.

Sont prédisposés à l'avortement les femmes fortes, pléthoriques, chez lesquelles le système vasculaire est gorgé d'un sang
riche, qu'il a de la peine à contenir sans se rompre,..... et qui
sont abondamment réglées. Les femmes nerveuses, sèches, pâles,
vivement affectées par les impressions morales ; ces femmes à
passion, d'une sensibilité excessive, dont l'utérus est dans un
état spasmodique continuel,..... et qui sont abondamment réglées.
Les filles à face large en bas, à lèvres épaisses et à nez élargi ; les
filles à visage coloré sans expression le plus souvent mais quel-

quefois assez joli ; les filles de bonne santé apparente, mais ayant eu des glandes ; les filles enfin lymphatiques, strumeuses,..... et qui sont abondamment réglées.

Ainsi : *toutes les fois que le tempérament est bien tranché, les femmes sont prédisposées à la fausse couche ;* et lorsqu'elles perdent six, huit jours, lorsqu'elles sont abondamment réglées, il faut se tenir en garde, c'est le signe caractéristique d'une prédisposition très-marquée. Chez elles, le molimen hémorrhagique, qui se manifeste à chaque époque menstruelle, est singulièrement augmenté, pendant la grossesse, par la plus grande vascularisation de l'utérus ; la moindre circonstance déterminera vers cet organe une congestion plus violente encore, qui, en détruisant les frêles connexions vasculaires qui unissent l'enfant à la mère, fera périr le fœtus et rendra la fausse couche inévitable, nécessaire.

En dehors de cette constitution et de ce tempérament reçus des parents au moment de la naissance, il y a des femmes qui peuvent acquérir une autre constitution par les habitudes et la manière de vivre. Une existence dans de mauvaises conditions hygiéniques, une profession pénible exercée dans un lieu humide, mal aéré, et à l'abri de la lumière solaire, les excès de tout genre, la misère et son triste cortége, ou bien, par contre, la vie désœuvrée des petites femmes du monde, qui vivent au milieu des fleurs, des pensées oiseuses, des lectures frivoles et des propos galants, prédisposent à l'avortement. Ces causes, d'une portée éloignée en apparence, ne sont pas en général assez prises en considération ; elles ont cependant une importance toute pratique, et les bons observateurs savent que les fausses couches ne sont pas rares chez les boutiquières de bas étage ; qu'elles sont plus fréquentes chez les malheureux, comme on a pu le noter en 1848, à la Clinique, où un grand nombre de femmes, débilitées par la faim et les privations, vinrent avorter ou donner le jour à des êtres chétifs ; qu'elles sont très-communes chez les femmes riches, qui s'étiolent la nuit dans les soirées, les bals et les spectacles ; qu'elles sont le sort presque inévitable de toutes les grossesses des prostituées ; qu'elles sont, enfin, rares chez les franches campagnardes, dont la vie régulière ne connaît pas les extrêmes dont nous venons de parler. Dans tous ces cas, lorsqu'il n'existe pas d'autre cause d'avortement, si les femmes veulent conduire à terme leur grossesse et mettre au monde des enfants viables, il leur suffit de changer leur manière de vivre. Pour les riches, ce précepte est facile à suivre; mais combien est-il difficile aux pauvres de le mettre en pratique, et pourtant il n'exige qu'une alimentation simple et une vie régulière !

Age. — Les femmes sont moins sujettes à avorter pendant la période de leur existence où l'organisme jouit de la plénitude de sa vigueur, c'est-à-dire entre 20 et 40 ans. Avant cette époque l'utérus ne possède pas encore toutes ses qualités ; c'est un terrain qui n'est pas assez préparé pour convenir à l'œuf jusqu'à maturité, aussi celui-ci meurt quelques mois après la fécondation et l'avortement a lieu. Après 40 ans, la matrice a perdu de sa vitalité, fatiguée par des grossesses antérieures, ou bien n'ayant jamais connu ses propriétés à cause d'une virginité sans tâches : son tissu, plus rigide et moins vasculaire, ayant perdu l'aptitude à se développer, ne saurait augmenter régulièrement de volume pendant neuf mois, sans réagir bien avant ce terme et provoquer ainsi la fausse couche. De cette considération découle un précepte exact en général : Pour avoir des enfants vigoureux, la femme doit se marier entre 20 et 40 ans ; plus jeune, et plus âgée surtout, elle risque d'avorter, ou d'avoir des enfants chétifs ou même de n'en pas avoir.

Hérédité. — Les médecins qui ont eu assez de crédit, et qui ont trouvé dans leurs clientes assez de constance pour être appelés à soigner successivement les mères, les filles et les enfants de celles-ci, ont constaté que, dans la même famille, il arrivait parfois que toutes les femmes étaient sujettes à l'avortement. Ce fait d'hérédité, singulier en apparence, s'explique très-bien : en effet, les parents transmettent en général à leurs enfants leur tempérament et leurs dispositions organiques ; or, si ces conditions prédisposaient la mère aux fausses couches, elles devront agir de la même façon chez leurs filles.

Habitudes. — Il est certaines femmes qui avortent constamment à la même époque de leurs grossesses : à l'appui de cette assertion, citons le cas remarquable rapporté par Schultz, qui assista une femme dans 23 fausses couches à trois mois. On a expliqué ces *avortements périodiques* de deux façons. Les uns en ont fait une affaire d'habitude, reconnaissant à la matrice, comme aux autres organes, une tendance à reproduire les mêmes actes à la même époque. Les autres, avec plus de raison dans la majorité des cas, admettent que la cause qui a provoqué le premier avortement existant toujours arrêtera une seconde grossesse, une troisième et ainsi de suite jusqu'à ce qu'on l'ait combattue.

Obésité, maigreur. — Je ne m'arrêterai pas sur l'obésité et la maigreur, qu'on a accusées de prédisposer à l'avortement dans une certaine mesure : les auteurs n'ont pas résolu définitivement cette question, en somme assez futile. Pour moi, je pense que l'obésité est quelquefois la compagne de la stérilité, sans en être toutefois la cause nécessaire.

Climats. — Le pays qu'habite la femme et l'air qu'elle respire influent sur la marche de sa grossesse ; c'est pour ce motif que les contrées marécageuses et le séjour dans des hôpitaux surchargés de malades l'exposent à avorter pour la plus légère cause. Par des observations de climatologie, on sait que dans les pays de montagnes, comme dans les Vosges, si les femmes grosses ne descendent pas dans la plaine, elles avortent le plus souvent : l'air trop vif de ces régions élevées cause des affections de l'appareil respiratoire, qui, en occasionnant de violents efforts de toux, sollicitent l'utérus avant l'époque physiologique.

Au rapport des voyageurs, les Européennes adultes, transportées dans les pays chauds, ont des métrorrhagies souvent funestes, et celles qui sont grosses font des fausses couches après lesquelles elles meurent fréquemment. Ce fait est important à connaître par les docteurs qui exercent dans ces contrées : lorsqu'une femme, désireuse d'avoir des enfants, vient les consulter, après plusieurs grossesses infructueuses, ils doivent lui conseiller de regagner sa patrie, où elle pourra engendrer sans crainte pour la marche de sa grossesse, sans danger pour sa propre existence. Je rappellerai, à l'appui de ces notions, l'exemple, devenu classique, que Moreau citait dans ses cours. Il s'agissait de la femme d'un diplomate français qui accompagna son mari dans des îles de la Méditerranée et de l'Océan ; avant son départ, cette dame avait eu des couches très-heureuses ; loin de son pays, elle conçut plusieurs fois et avorta toujours ; enfin, de retour en France, elle redevint enceinte à diverses reprises et mena toutes ces grossesses à bonne fin.

Épidémicité. — Certaines conditions atmosphériques ne sont pas étrangères à la production de l'avortement ; Hippocrate avait déjà mentionné le fait : ce sont elles qui rendent l'avortement réellement épidémique dans certaines années. Mais quelles sont ces constitutions atmosphériques qui prédisposent ainsi aux épidémies de fausses couches ? La science n'est pas encore nettement édifiée sur ce sujet, car tour à tour les auteurs les ont constatées après les temps les plus variables, après la chaleur humide de 1696, après le temps doux et venteux de 1776, après les chaleurs vives de 1811, après les saisons pluvieuses de 1821, etc. D'après un rapport présenté à l'Académie de médecine, il y aurait eu une épidémie en 1864.

États morbides. — Toutes les maladies aiguës pendant la grossesse prédisposent à l'avortement, quelques-unes le causent d'une manière infaillible. Il est une classe de maladies générales qui entraînent, après la fausse couche, presque nécessairement la mort de la femme : ce sont les *fièvres éruptives.* En première ligne est la *variole,* chez les individus non vaccinés. M. Serres, sur 20 cas de variole confluente, ayant atteint des femmes dans les premiers mois de la grossesse, compte, en nombre rond, 20 avortements et 20 femmes mortes. Lorsque les sujets ont été vaccinés, le pronostic de la variole est moins grave, tant au point de vue de leur existence que de la grossesse qui peut se continuer heureusement. Le D' Garriel attribue l'avortement aux douleurs lombaires qui se manifestent dans la première période de l'affection, et Cazeaux, aux symptômes graves qui accompagnent la fièvre secondaire ou de suppuration. Après la variole, vient la *scarlatine* grave et la *rougeole* bien loin après. Les *fièvres intermittentes,* par la perturbation profonde qu'elles déterminent dans tout l'organisme, peuvent causer l'avortement.

Viennent les *grandes inflammations* qui s'accompagnent de vive réaction dans toute l'économie. La *pneumonie* est celle qui prédispose le plus sûrement à la fausse couche, non pas tant par les secousses de la toux, comme le fait remarquer M. le professeur Grisolle, que par l'importance de l'organe affecté, par l'intensité de la réaction générale, et le nombre des phénomènes sympathiques qu'elle produit dans toutes les fonctions. La *pleurésie*, après la période aiguë, détermine chez les malades de l'anémie et un état de langueur, qui peut devenir une prédisposition à l'avortement chez les femmes grosses. Le *rhumatisme articulaire* aigu agit plus faiblement que la pneumonie. La *fièvre typhoïde* se montre rarement pendant la gestation et elle est moins grave : Cazeaux dit avec raison avoir vu peu de femmes mourir en pareille circonstance.

Enfin, voici un fait dont parlent à peine les auteurs : l'*ictère simple*, appelé encore ictère spasmodique, exerce quelquefois une influence fâcheuse sur la marche de la grossesse, comme nous avons pu l'observer, il y a quelques jours seulement, dans le service de M. le professeur Grisolle, chez une femme ictérique, qui avorta à six mois et demi, sans que l'examen le plus scrupuleux fît découvrir une autre cause à cet accident que l'ictère. Le travail est à faire sur ce sujet ; notons seulement que les téguments du fœtus n'étaient pas colorés en jaune et qu'il vécut douze heures.

Ainsi toutes les maladies graves, avec retentissement sur l'économie, sont des causes prédisposantes à l'avortement, et la puerpéralité les rend encore plus redoutables pour la femme en exaltant la tendance à la formation du pus.

Maladies constitutionnelles : syphilis. — Il y a un autre genre de maladies qui entraîne aussi sûrement la fausse couche que les précédentes : ce sont les maladies constitutionnelles, et en tête la syphilis. La vérole est fort à craindre pour la grossesse : sa manifestation ordinaire est la mort du fœtus, qui, devenu corps étranger dans l'économie, doit être expulsé et provoque l'avortement. Rarement les enfants naissent vivants en pareil cas, et encore sont-ils vérolés. Lorsqu'on aura assisté une femme dans plusieurs fausses couches successives, si l'on ne trouve pas la cause évidente de ces accidents, il sera prudent d'interroger le mari ; souvent, par un retour sur son passé, celui-ci mettra sur la voie de la vérité. Si vérole il y a, il ne faut pas hésiter pour le traitement. Heureusement nous ne sommes plus au temps où l'on croyait que le mercure, loin de mettre à l'abri de l'avortement, ajoutait aux chances de mort du fœtus. Les expériences de M. Ricord et les observations des syphilographes modernes ont démontré que le traitement antivénérien, commencé vers le début de la grossesse, constitue le meilleur agent prophylactique de la fausse couche chez les femmes infectées de syphilis.

Phthisie. — La phthisie prédispose moins à l'avortement qu'on ne le suppose. Desormeaux et M. Dubois ont remarqué que, chez les femmes au dernier degré de cette affection, la grossesse parcourait régulièrement ses périodes. Cette observation est en rapport avec celle de M. le professeur Grisolle, qui note 3 avortements seulement chez 23 femmes enceintes et phthisiques. Si la phthisie n'a pas d'action bien marquée sur la marche de la grossesse, la réciproque de cette proposition n'est pas exacte ; la grossesse exerce une influence très-fâcheuse sur la phthisie dont elle hâte le progrès ; nous savons que la plupart des malheureuses qui ont engendré dans ces conditions meurent deux ou trois mois après leur accouchement : la naissance de l'un semble être l'arrêt de mort de l'autre.

Cancer. — La diathèse cancéreuse rend quelquefois les femmes stériles, ou du moins les prédispose toujours aux fausses couches. On a cependant vu accoucher à terme des femmes dont le col et le segment inférieur de la matrice étaient envahis par le cancer.

Maladies convulsives. — Les maladies convulsives (épilepsie, hystérie, éclampsie), en troublant le calme religieux nécessaire à la femme grosse, prédisposent à la fausse couche : l'utérus ne reste pas étranger aux contractions involontaires et désordonnées de tous les autres organes ; il se convulsionne à son tour et expulse le produit de conception. Mais remarquons que ce genre de cause est rare, car l'éclampsie, à une époque aussi peu avancée de la grossesse, est un fait exceptionnel.

Maladies épidémiques. — Les gens du monde se figurent que les épidémies épargnent les femmes enceintes : c'est une erreur ; la grossesse n'est pas un préservatif du génie épidémique. En effet, les observateurs ont, au contraire, plusieurs fois remarqué que les épidémies prédisposaient aux fausses couches et souvent les déterminaient. La fièvre gastrique bilieuse, qui sévit épidémiquement à Lille en 1758 (Boucher), s'accompagna d'une épidémie d'avortements. En 1832, sur 56 femmes grosses atteintes du choléra, 30 avortèrent, d'après un mémoire de M. le D' Bouchut. Enfin Cazeaux raconte avoir observé une épidémie d'avortements avec une épidémie de grippe ; selon cet auteur, l'épidémie avait été cause prédisposante, et les quintes de toux, cause déterminante de la fausse couche.

CAUSES LOCALES.

Squelette. — Du côté de la mère, il y a des causes locales qui prédisposent à l'avortement. Et d'abord, relevons une erreur commise par Peu : les vices de conformation du bassin ne sont pas des causes d'avortements. Jamais M. le professeur Pajot n'a vu survenir cet accident de la grossesse dans des cas de rétrécissement, même extrême (5 à 6 centimètres), par le seul fait du rétrécissement.

Lorsque Peu émit cette opinion, évidemment il a fait une erreur de mot ; il a voulu sans doute dire que les vices de conformation du bassin prédisposaient à l'accouchement prématuré ; et alors il était dans le vrai. Après six mois, les vices de conformation du bassin font accoucher avant terme ; si la femme mal faite expulse son produit de conception avant cette époque, c'est que son bassin est de la classe de ceux qui sont étroits en haut et en bas, et renflés dans la partie moyenne. L'utérus logé dans l'excavation élargie se développe à l'aise jusqu'à ce qu'il la remplisse ; bientôt il ne peut plus s'étendre ; il fait effort pour franchir le détroit supérieur rétréci ; il augmente toujours ; il s'incurve, et enfin, vaincu par une résistance invincible, il réagit à son tour sur l'œuf, il se contracte et l'avortement a lieu.

Parties molles. — Toutes les altérations morbides des parties molles, qui constituent ou environnent les organes de la génération chez la femme, peuvent prédisposer à la fausse couche et souvent en être l'occasion. Nous avons donc à étudier les états et les maladies de l'utérus, de ses annexes et des parties environnantes.

Utérus. — Les femmes qui engendrent trop jeunes ou trop âgées font souvent plusieurs fausses couches avant de mettre au monde des enfants viables. A chaque nouvelle grossesse, l'avortement s'effectue à une époque plus avancée, et enfin l'expulsion du fœtus arrive graduellement à se faire au terme physiologique : à partir de ce moment, la femme peut concevoir, sans craindre d'avorter de nouveau. On a émis plusieurs opinions pour expliquer ce fait d'observation : les uns en ont fait une affaire d'*habitude*, sans chercher au delà, et ils reconnaissent à l'utérus comme à d'autres organes la propriété de se contracter d'une façon intermittente à des époques réglées ; d'autres ont pensé que les fibres utérines trop *rigides*, ayant peu de disposition à s'imbiber, ne se laissaient pas distendre par l'œuf et provoquaient son expulsion : c'est une erreur d'admettre une lutte entre l'œuf et l'utérus, et de croire à une simple distension mécanique de la matrice par le produit de conception, qui augmente de volume ; l'un et l'autre, dit Cazeaux, se développe simultanément, mais chacun par une force qui lui est propre. Desormeaux insiste avec raison sur la *laxité* et l'état d'atonie du col. On ne peut disconvenir, dit M. Velpeau, que les femmes qui ont le col mou et habituellement dilaté ne soient réellement exposées à l'avortement. Enfin on a invoqué avec beaucoup de raison l'*irritabilité* excessive et la contractilité trop grande de la matrice chez quelques primipares : il faut du temps pour que cet organe s'habitue à ses nouvelles fonctions ; aussi n'est-ce qu'après plusieurs fausses couches que ces femmes parviennent à avoir des enfants.

J'apporterai à l'appui de ce fait une observation qui m'est personnelle. La femme d'un magistrat de Paris avait 32 ans lorsqu'elle se maria : les deux partis semblaient être dans de bonnes conditions et dans d'excellentes dispositions pour avoir des enfants. Bientôt enceinte, cette dame avorta à trois mois, puis à quatre mois, puis à cinq mois, puis à six mois, puis à sept mois.

dans de nouvelles grossesses successives. Elle devint enceinte une septième fois, et, à force de précautions, elle accoucha heureusement d'un garçon à terme : l'année suivante, elle mettait encore au monde une petite fille. Évidemment ces avortements répétés, suivis de deux accouchements à terme, nous apprennent que l'utérus est un organe d'une sensibilité excessive, qui doit être émoussée quelquefois pour qu'il remplisse convenablement ses fonctions.

En dehors de ces états particuliers de l'utérus, toutes les maladies de la matrice aiguës ou chroniques, les inflammations, les déplacements (prolapsus, antéversion, rétroversion, obliquités latérales), les ulcérations spécifiques ou non, les tumeurs de toute nature, squirrheuses, encéphaloïdes, hydatiques, fibreuses, polypeuses, envahissant les parois ou la cavité, sont des causes prédisposantes et souvent occasionnelles de l'avortement, soit en déterminant l'afflux du sang qui pourra rompre les vaisseaux utéro-placentaires, soit en gênant le développement de la matrice pendant la grossesse.

Annexes de l'utérus. — Les annexes de l'utérus, c'est-à-dire les ovaires, les trompes, les ligaments ronds, peuvent, en dehors des affections aiguës, présenter des déformations, des dégénérescences de toute nature et, surtout à la suite de péritonite partielle, contracter des adhérences vicieuses, soit entre eux, soit avec l'utérus, soit avec les organes voisins. L'influence de ces maladies dans la production de l'avortement n'est pas douteuse : il est évident qu'elles s'opposent au libre développement de l'utérus et qu'elles déterminent sa réaction prématurée. Néanmoins, Mme Boivin, qui a fait un mémoire spécial sur ce sujet, a exagéré l'importance de ces causes, rares en somme et bien difficiles à apprécier sur le vivant.

Organes voisins. — Les maladies des organes voisins de l'utérus prédisposent souvent à la fausse couche. On doit d'autant plus craindre que l'organe affecté a des correspondances sympathiques plus intimes avec la matrice : ainsi un calcul dans la vessie, l'inflammation de ce réservoir et en général toutes les maladies dont cet organe peut être affecté, peuvent par voisinage s'étendre jusqu'à l'utérus, ou par sympathie le solliciter à l'action. De même l'accumulation des matières fécales dans le rectum gêne le développement de l'utérus, et le ténesme anal qui accompagne les évacuations alvines peut se propager à la matrice qui entre en contraction : de là le précepte de tenir le ventre libre chez les femmes enceintes, qui, d'ailleurs, sont naturellement constipées. Une tumeur quelconque de l'abdomen, qui pèse sur la matrice et l'empêche d'augmenter régulièrement de volume, prédispose encore à l'avortement ou à l'accouchement prématuré. Enfin, c'est ici le lieu de frapper contre l'abus des corsets, et de tourner en ridicule ces femmes du monde qui préfèrent avorter et renoncer aux douceurs de la maternité, plutôt que de perdre leur taille de guêpes. Ce n'est point que nous réprouvions dans tous les cas l'usage des corsets, mais les femmes sages doivent les considérer comme des vêtements de maintien très-utiles, et non pas seulement comme des objets de toilette. Les corsets bien faits doivent se modeler sur les parties qu'ils entourent sans les comprimer ; ils doivent, en les protégeant, faciliter leurs mouvements et l'exercice de leurs fonctions. Les corsets vicieux sont ceux qui serrent et étranglent les organes qu'ils abritent ; ils pressent les viscères dans des directions anormales ; ils refoulent en bas la masse intestinale, dont le poids et le volume, gênant l'accroissement de l'utérus gravide, l'oblige à réagir avant l'époque fixée par la nature ; ils poussent en haut le diaphragme, le foie et les autres viscères abdominaux ; la cavité thoracique se trouve ainsi diminuée, le jeu des poumons est moins étendu, l'hématose devient insuffisante et les femmes se trouvent graduellement amenées à l'étiolement, plus tard même à la mort.

CAUSES PRÉDISPOSANTES PROVENANT DE L'ŒUF.

Les causes prédisposantes à l'avortement qui résident dans l'œuf sont liées, soit au fœtus, soit à ses annexes.

Fœtus. — Toutes les maladies qui attaquent l'enfant après sa naissance peuvent affecter le fœtus dans le sein de sa mère, et elles sont d'autant plus funestes que celui-ci est moins développé.

S'il succombe, il devient un corps étranger qui irrite par son contact la matrice; cet organe, ainsi sollicité, entre en fonction, et détermine l'expulsion du produit mort qu'il renferme dans sa cavité. Le fœtus est donc, dans certaines circonstances, la cause incontestable de l'avortement. Lorsqu'il est seul malade, d'ordinaire il est impossible de reconnaître l'affection dont il est atteint, et encore moins peut-on la guérir : l'embryon meurt et la femme avorte. Mais, si la maladie du fœtus reconnaît comme cause l'infection syphilitique, ou un état cachectique, ou enfin une affection de la mère (la variole, par exemple), en soignant celle-ci, on pourra sauver le fœtus et prévenir un avortement imminent.

Lorsque deux ou même plusieurs fœtus se développent dans l'utérus, il vient une époque où l'ampliation de la matrice ne pouvant plus avoir lieu, celle-ci réagit avant le terme physiologique; toutefois, cette époque est assez éloignée du jour de la conception pour que la grossesse gémellaire prédispose à l'accouchement prématuré plutôt qu'à l'avortement.

Disons, pour terminer ce qui concerne l'influence du fœtus dans la production de la fausse couche, que les produits mal conformés et les monstres arrivent rarement à terme.

Annexes du fœtus. — Placenta. — Les altérations des annexes du fœtus, et, en première ligne, les états pathologiques du placenta, sont des causes d'avortement très-communes, contre lesquelles on peut heureusement diriger un traitement convenable et efficace.

Il n'est pour ainsi dire pas de maladies qui ne puissent se développer dans le placenta, depuis la simple inflammation jusqu'à la dégénérescence la plus profonde; or, le rôle important de cet organe vasculaire explique comment toutes les altérations dont il est le siége peuvent amener la mort du fœtus, et procurer son expulsion avant l'époque de la viabilité légale. De tous ces états morbides, le plus fréquent est, sans aucun doute, celui qui a été nommé par M. Cruveilhier *apoplexie placentaire,* et qui a fait l'objet d'études spéciales de la part de MM. P. Dubois, Jacquemier et Devilliers fils. Cette maladie est si importante que, sans pour cela sortir de notre sujet, nous devons au moins l'esquisser à grands traits.

Les épanchements sanguins, formés dans la trame du placenta, sont causés par une lésion des vaisseaux utéro-placentaires, succédant à une action mécanique (coups, chutes) qui les distend outre mesure et les déchire, ou à une émotion vive qui, en activant la circulation, exalte la congestion jusqu'à la rupture des canaux. Le volume de ces foyers sanguins varie de la grosseur d'un pois jusqu'à celle d'une orange. Ils s'étalent en nappe entre l'œuf et l'utérus ; ailleurs, souvent, ils sont nettement circonscrits ; d'autres fois, la cavité qui les renferme est irrégulière et envoie des prolongements dans divers sens. Le sang qui forme ces épanchements offre plusieurs modifications, selon l'époque à laquelle remonte son extravasion. Si le foyer est récent, c'est un caillot ordinaire ; s'il est déjà plus ancien, la matière colorante disparaît de la périphérie qui devient jaunâtre, et dans cette enveloppe se trouve enchâssé le caillot qui a la couleur et l'aspect physique d'un grain de cassis. Enfin, à une époque encore plus avancée, on ne retrouve plus que la coque fibreuse épaissie et une cavité vide qui, à son tour, sera comblée par l'hypertrophie de ses parois. Ordinairement il y a plusieurs foyers, et ils sont de la grandeur d'une pièce de 50 centimes ou de 1 franc ; leur nombre du reste varie de 1 à 20 et davantage. Les effets produits par ces épanchements de sang sont faciles à prévoir : s'ils sont petits et peu nombreux, la portion du placenta qui est intègre supplée à celle qui ne fonctionne plus et la vie du fœtus est sauvegardée ; mais, si ces foyers sont très-étendus ou trop multipliés, le rôle du placenta est considérablement gêné, la circulation utéro-placentaire est entravée, le fœtus souffre, meurt ; enfin il est expulsé après un temps très-variable.

Les dégénérescences du placenta, bien moins fréquentes que l'apoplexie placentaire, sont aussi des causes prédisposantes à l'avortement importantes à connaître. On a observé des dégénérescences crétacées, ossiformes, charnues et hydatiques. — Les prétendues *dégénérescences hydatiques* ne sont que des maladies de la trame du placenta, d'après M. Cayla (thèse inaugurale, 1849), aidé par M. Robin dans ses recherches microscopiques. Ce ne sont pas des hydatides, des vers vésiculaires, tels qu'on en rencontre dans le foie, le poumon et même le cerveau ; ce sont des villosités choriales malades, infiltrées de sérosité. Quant à la *dégénérescence charnue* (môle charnue), nous la désignons simplement : le placenta est hypertrophié, il a plusieurs travers de doigt d'épaisseur et ressemble à une masse de chair.

Pour en finir avec le placenta, nous ferons remarquer qu'on a considéré à tort son insertion anormale sur le col utérin comme étant une prédisposition à l'avortement. En effet, les accidents qui signalent cette anomalie se développent seulement après le septième mois de la grossesse, c'est-à-dire à une époque où l'expulsion du fœtus aurait-elle lieu, constituerait un accouchement prématuré et non un avortement.

Membranes. — Si les membranes de l'œuf sont très-minces, elles peuvent se rompre facilement à la suite des contractions utérines qui se font pendant la grossesse et dont la femme n'a pas conscience : l'avortement est la conséquence de cet accident.

Liquide amniotique. — L'hydropisie de l'amnios fait entrer l'utérus en contraction à une époque prématurée et prédispose ainsi à la fausse couche. Dans certains cas même, l'hydramnios présente une gravité telle que l'accoucheur est obligé de rompre les membranes et de produire lui-même l'avortement.

Cordon ombilical. — La brièveté du cordon ombilical peut déterminer sa rupture ou le décollement du placenta et par suite faire cesser la grossesse. On a prétendu que les nœuds trouvés quelquefois sur le trajet du cordon ombilical pouvaient empêcher le fœtus de vivre, et devenaient ainsi des causes d'avortement : cette opinion n'est pas exacte en général, car il est difficile de pouvoir serrer ces nœuds au point d'arrêter la circulation dans les vaisseaux. Enfin M. Deneux a observé, dans une circonstance, une déchirure de la veine ombilicale qui avait donné lieu à une hémorrhagie dans la gaîne du cordon ; le sang extravasé avait comprimé les vaisseaux qui n'étaient plus perméables.

Vésicules. — Les deux vésicules temporaires qui existent chez l'embryon, c'est-à-dire la vésicule ombilicale et la vésicule allantoïde, sont souvent malades : sur plus de deux cents produits de conception qui n'avaient pas dépassé le troisième mois,

M. Velpeau a trouvé dans la moitié ces vésicules malades ou oblitérées. Or, elles ont un rôle si important dans les premières semaines de la vie intra-utérine, que l'on conçoit très-bien comment leurs lésions peuvent entraîner la mort des frêles sujets. Mais tout ceci est une affaire de pure curiosité scientifique ; le diagnostic de ces maladies est impossible sur le vivant, et le traitement complétement nul.

CAUSES PRÉDISPOSANTES PROVENANT DU PÈRE.

Il est une dernière source de prédispositions à l'avortement qui est peu soupçonnée : c'est le père. Tout) d'abord il ne semble pas que, dans son rôle éphémère, l'homme puisse être la cause d'une fausse couche qui aura lieu seulement dans deux ou trois mois ; le fait est pourtant exact. La preuve de cette proposition est fournie par ces femmes qui avortent à toutes leurs grossesses pendant un premier mariage, et qui devenues veuves, puis mariées de nouveau, mènent heureusement à terme plusieurs autres grossesses. Le père est la cause d'un avortement de deux manières : par sa constitution et par ses états morbides.

Constitution. — *Age.* — Les hommes qui engendrent trop jeunes et ceux qui se laissent aller à cet acte trop vieux, fécondent un germe qui arrive rarement à terme. On comprend, dans une certaine mesure, cette donnée fournie par l'observation. En effet, pour remplir convenablement sa fonction, le germe mâle doit avoir toutes ses qualités : s'il est trop jeune, il anime l'ovule femelle, mais il ne lui communique pas assez de propriétés pour que le fœtus qui en résulte puisse résister pendant le temps nécessaire à son évolution complète ; de même, s'il est trop vieux, peut-être engendre-t-il, mais il donne le souffle à un embryon qui n'aura pas la vitalité nécessaire pour se développer jusqu'à terme. On objecte à cette opinion un grand nombre de vieillards qui ont fait des enfants vigoureux avec de jeunes femmes : je ne veux pas médire, d'ailleurs la loi m'en empêche. « *Pater est quem justæ nuptiæ demonstrant,* » mais en vérité ces preuves ne sont pas concluantes, et on en saisit très-bien le motif.

Les individus dont la constitution est débilitée par la débauche ou par des maladies antérieures sécrètent un sperme stérile ou tout au moins peu fécondant.

Etats morbides. — De toutes les maladies du père, la vérole est celle qui exerce sur la marche de la grossesse l'influence la plus funeste. Le fœtus engendré par un sperme vicié par la syphilis succombe pendant les premiers mois de son évolution et est expulsé abortivement, sans qu'il soit indispensable que la mère ait elle-même été infectée par la syphilis. Cette notion nous apprend que, pour prévenir bien des fausses couches, ce n'est pas toujours la femme qu'il faut soumettre à un traitement prophylactique, mais quelquefois le mari.

IIe CLASSE. — CAUSES ACCIDENTELLES.

Les circonstances qui prédisposent les femmes à l'avortement suffisent, en général, à elles seules pour le déterminer, et deviennent ainsi causes occasionnelles. Par ignorance de cette loi, les praticiens de mérite contestable sont souvent obligés d'avouer qu'ils ne s'expliquent pas le motif d'une fausse couche à laquelle ils assistent; ou plutôt ils l'attribuent à des causes futiles, sans importance par elles-mêmes. Les gens du monde ignorent aussi, et ils en ont le droit, que la femme et l'œuf possèdent bien souvent en eux-mêmes des qualités, ou pour mieux dire, des imperfections qui prédisposent à l'avortement et peuvent le déterminer; aussi, lorsqu'une fausse couche a lieu, ne pouvant pas toujours lui assigner une cause palpable, évidente, ils accusent les circonstances les plus insignifiantes : un bâillement, des pandiculations, une boisson froide dont la femme aura usé pour étancher sa soif, l'odeur d'une chandelle mal éteinte, celle du camphre, parfois même l'odeur du lis, comme l'avance Fielig.

En dehors de ces prétendues causes déterminantes, qui ne sont souvent que des coïncidences, et qu'une analyse rigoureuse de chaque cas en particulier engage à considérer comme étant des causes surajoutées à d'autres plus importantes, je veux dire à des dispositions particulières à l'avortement, il y a un autre ordre d'influences dont on ne peut contester les effets, et qui n'exigent pas de prédisposition de la part de la femme pour produire la fausse couche : ce sont les causes accidentelles, les accidents proprement dits survenant chez la femme enceinte.

On entend par *causes accidentelles* les causes qui, venues du dehors, déterminent l'expulsion de l'œuf immédiatement ou du moins beaucoup plus rapidement que ne le feraient les causes prédisposantes. Elles tendent à leur but en agissant sur le physique ou sur le moral de la femme.

Les *causes physiques* qui déterminent l'avortement agissent, soit en contondant les organes maternels, soit en blessant ou en tuant le fœtus, comme on en a cité des exemples. Les coups portés à la région hypogastrique, les chutes d'un lieu un peu élevé, les marches prolongées, les sauts, les mouvements désordonnés de la danse, la compression éprouvée dans des foules compactes, les quintes de toux, les efforts qui accompagnent des vomissements opiniâtres, sont autant de causes qui agissent mécaniquement et qui procurent l'avortement en rompant l'union du placenta avec la matrice. La présence d'un pessaire, les cautérisations sur le col, les tentatives criminelles, les opérations pratiquées au voisinage de l'utérus, exercent une influence sympathique sur cet organe, qui se contracte prématurément et chasse, avant le terme de la viabilité, le produit qu'il renfermait dans sa cavité. Enfin quelques auteurs, M. Chailly entre autres, pensent que le toucher vaginal répété peut occasionner la fausse couche. Cette opinion est exagérée : seul le toucher n'a pas cette propriété ; il ne saurait agir de la sorte que chez des femmes prédisposées, éprouvant un sentiment de plénitude du côté du bassin, des douleurs vagues dans cette région et de légères contractions utérines ; dans ce cas il devient seulement l'occasion d'un accident déjà préparé.

Les *causes morales* comprennent toutes les émotions vives et subites : la joie exagérée, le chagrin excessif, un violent accès de colère, l'annonce brutale sans précautions d'une nouvelle affligeante, la frayeur à la suite d'un accident quelconque, les impressions de tout genre au théâtre, etc., etc. Les effets que les commotions morales peuvent produire sur la marche de la grossesse sont incontestables. Chez les femmes prédisposées, plus encore que chez d'autres, sous l'influence d'une émotion vive, la circulation s'active et la congestion est portée jusqu'à la rupture des vaisseaux; dès lors, le sang s'épanche dans la trame du placenta qui se décolle de plus en plus et l'avortement devient inévitable.

Reste enfin à apprécier un acte physiologique dans lequel le physique et le moral de la femme sont mis simultanément en jeu, et que l'on a accusé de déterminer l'avortement : je veux parler de la copulation. Si on feuillette tous les auteurs qui ont écrit sur ce sujet, on rencontre entre eux les dissidences les plus complètes : les uns, d'un avis rigoureux, veulent avec Mauriceau qu'on applique à la lettre l'aphorisme d'Hippocrate : *« Si mulier genituram se concepisse cognoverit, non amplius ad virum accedat, sed quiescat ; »* les autres n'attachent qu'une importance théorique à ce vers de Tilloy :

« Et ce qu'Amour a fait, Amour peut le détruire, »

et ils opposent à cette opinion, si gracieusement exprimée, leurs observations et leur propre expérience. La science n'a donc pas encore résolu définitivement cette question ; toujours est-il ; avec nos maîtres, il faut reconnaître que le coït n'est dangereux que s'il y a abus et surtout si la femme est déjà prédisposée à la fausse couche. Il agit mécaniquement et physiologiquement et ces deux modes d'action tendent à exalter la sensibilité de l'utérus, à déterminer vers cet organe un afflux sanguin capable de détruire les faibles adhérences qui unissent l'œuf délicat à la matrice. De cet enseignement découle un précepte : modérer les plaisirs de l'amour pendant la grossesse à trois époques surtout. Au début, parce que les connexions vasculaires qui unissent le fœtus à la mère sont faciles à détruire ; à la fin, parce que l'utérus descendu est plus disposé à se contracter ; enfin, à l'époque qui correspond au retour périodique de la menstruation, à cause du molimen hemorrhagicum qui se manifeste. C'est pour ne pas se conformer à cette règle que les femmes nouvellement mariées et les filles publiques avortent si souvent.

En résumé, les causes accidentelles, si nombreuses et si diverses, ont une influence incontestable dans la production de l'avortement, mais leur action est d'autant mieux assurée que la femme est prédisposée. La prédisposition domine tout : ainsi on voit des femmes prédisposées à la fausse couche, qui, malgré les précautions les plus minutieuses, ne peuvent conserver leur état de grossesse et avortent à la moindre occasion, sous l'influence des causes futiles que nous avons énumérées; à côté de ces femmes, on en voit d'autres non prédisposées tomber dans des caves profondes, se précipiter volontairement dans les fleuves du haut des ponts, être culbutées dans des voitures, essayer tous les moyens réputés abortifs, commettre enfin toutes les imprudences imaginables et ne point avorter.

IIIᵉ CLASSE. — CAUSES SPÉCIALES.

On entend par *causes spéciales* de l'avortement tous les moyens médicamenteux ou chirurgicaux destinés à procurer la fausse couche, soit dans des intentions louables, soit dans un but réprouvé par la loi et la morale. Quant à présent, je me contente de ce simple énoncé, me proposant de traiter en détail, dans des chapitres spéciaux, des procédés que nous possédons pour déterminer la fausse couche, dans les circonstances où la science et la loi sanctionnent l'avortement provoqué, ainsi que des moyens variés employés par les coupables pour détruire les germes.

IVᵉ CLASSE. — CAUSES EFFICIENTES.

Les *causes efficientes*, dans la fausse couche, sont celles qui déterminent directement l'expulsion de l'œuf; elles sont identiques à celles qui, à la fin du neuvième mois dans la grossesse régulière, chassent le fœtus à terme hors de la cavité utérine; ce sont les contractions de la matrice en premier lieu, puis les efforts musculaires de la femme qui contracte ses muscles abdominaux et son diaphragme. L'histoire de ces causes et la description du mode d'action de ces forces, qui concourent directement à la sortie de l'embryon et de ses annexes, appartient donc à l'étude générale de l'art des accouchements plutôt qu'au sujet qui fait l'objet de cette monographie. Je me permettrai une seule réflexion. Au moment où survient la première douleur, dans l'accouchement à terme, le col est complétement effacé; au début de l'avortement, au contraire, le col a encore toute sa longueur, et il est d'autant plus ferme que l'époque de la grossesse est moins avancée; les premières contractions, dans la fausse couche, auront donc pour effet de ramollir et d'effacer le col utérin, ce qui nous explique comment le travail est plus long dans l'avortement spontané que dans l'accouchement naturel.

Symptomatologie pratique et raisonnée de l'avortement ou étude des symptômes et du diagnostic de la fausse couche.

Dans la description complète d'une maladie, les auteurs ont la louable habitude de tracer d'un côté le tableau de cette maladie et de discuter, dans un chapitre spécial, la valeur de chaque signe en particulier. Pour éviter les redites et rendre les tableaux plus frappants, d'une utilité vraiment pratique, j'ai cru pouvoir rompre avec l'usage adopté, et confondre dans un seul chapitre l'histoire des symptômes de l'avortement et celle de son diagnostic.

Il y a des cas où les symptômes sont si tranchés et si faciles à constater qu'on peut toujours reconnaître la fausse couche; il en est d'autres, au contraire, où les signes sont si obscurs, si difficiles à apprécier, que les hommes les plus expérimentés ne peuvent avec certitude diagnostiquer l'avortement. Dans ces cas, qui sont peut-être les plus communs, on traite et on guérit la femme, sans savoir au juste ce qui a eu lieu. Ces différences tiennent à ce que les symptômes de l'avortement varient selon l'époque de la grossesse à laquelle survient la fausse couche, et aussi suivant la cause qui la produit.

Nous allons étudier successivement toutes les physionomies sous lesquelles peut se présenter à nous une fausse couche, et nous indiquerons les moyens de la reconnaître dans tous ces cas.

AVORTEMENT DES PREMIÈRES SEMAINES ET DES TROIS PREMIERS MOIS.

Disons tout d'abord que le diagnostic de l'avortement des premières semaines est d'une difficulté inouïe; car, d'une part, on ne connaît pas d'une façon certaine si la femme est enceinte, et d'ailleurs, les symptômes qui caractérisent l'avortement à cette époque se rapprochent beaucoup d'un autre accident, la dysménorrhée.

Voici comment le cas se présente ordinairement : on est appelé près d'une jeune femme qui n'a pas eu ses règles à l'époque voulue et qui perd abondamment en retard; elle éprouve en outre des coliques qu'elle compare, si elle est intelligente, à celles qu'on ressent dans les cas de menstruation laborieuse, ou lorsqu'on accouche, si elle a déjà fait des enfants. En somme, la femme perd en retard, elle a des douleurs : que dire? que faire? est-ce une fausse couche? sont-ce simplement des règles tardives? On n'a jusque-là que des probabilités. Le diagnostic est d'autant plus difficile à poser sûrement, que certaines circonstances viennent encore compliquer la question ; ainsi, la femme peut n'être pas régulièrement réglée, et souvent elle est nouvellement mariée. A ce sujet, Mauriceau a fait un aphorisme : « Il n'est pas rare que les premiers temps du mariage amènent de la perturbation des menstrues chez une jeune femme bien réglée, par des habitudes nouvelles, des excitations insolites qui apportent un trouble de la fonction. »

Madame Lachapelle a reproduit une idée ancienne, qui est souvent vraie en clinique, et qui va éclairer un peu le diagnostic dans le cas présent : « Quand chez une femme les coliques précèdent l'expulsion du sang et cessent à mesure que le sang coule ; c'est une menstruation en retard ; lorsque l'écoulement paraît d'abord, les douleurs ensuite, que ces douleurs persistent et augmentent à mesure que l'écoulement devient plus abondant, il y a grande probabilité pour la fausse couche. » Ainsi, les signes tirés des douleurs et de l'hémorrhagie sont renversés dans la dysménorrhée et dans la fausse couche. Toutefois, les exceptions sont trop fréquentes pour que ce précepte fasse loi, et, qu'en se fondant sur lui seul, on puisse conclure sûrement à l'avortement. Il faut augmenter les probabilités en s'efforçant de constater la grossesse par l'interrogation et l'examen de la femme. On lui demande si elle s'est exposée à devenir enceinte, si quelque chose lui fait croire qu'elle l'est, si elle a eu des nausées, et tous les autres troubles fonctionnels qui accompagnent d'ordinaire la gestation ; on tâche de trouver des signes dans l'inspection des mamelles; on touche, bien qu'à cette période de la grossesse le toucher soit de peu de secours, et on note si l'utérus est plus développé qu'à l'état de vacuité complète. Il est vrai que pendant les règles la matrice est plus volumineuse qu'en temps ordinaire, mais elle n'est jamais aussi développée qu'à un mois ou à six semaines de la grossesse. Somme toute, chacun de ces signes considéré isolément fournit des indications peu certaines sur l'existence de la grossesse et de la fausse couche, mais leur ensemble et l'harmonie qui existe entre eux permettent, dans ces cas difficiles, d'arriver à un diagnostic bien probable, sans être infaillible.

Il n'y a qu'un signe de certitude de la fausse couche, à cette époque peu avancée de la *grossesse*, et il est donné *a posteriori*; c'est quand la femme expulse l'œuf et qu'on a celui-ci sous les yeux. Lorsqu'une femme perd, il faut ordonner de tout garder pour l'examiner; mais souvent on appelle le médecin lorsqu'on a déjà tout jeté; alors le diagnostic de la fausse couche est impossible. Si les gens du monde ont été assez intelligents pour conserver les caillots rendus par la malade, on y cherchera avec grand soin l'œuf ou ses débris, en les plaçant dans une cuvette et faisant couler sur eux un filet d'eau; celle-ci dissocie les éléments sanguins et permet ainsi de reconnaître soit l'œuf entier, soit le petit fœtus, si les membranes fragiles ont été rompues. Ce moyen d'établir le diagnostic de la fausse couche est utile à connaître; quand on n'a pas l'œuf sous les yeux, on est dans la plus grande incertitude, on ne sait pas si la grossesse se poursuit.

En résumé : soupçon fondé de grossesse, règles paraissant en retard, plus abondantes que de coutume et s'accompagnant de douleurs qui augmentent en même temps que la perte : *probabilité d'avortement*; examen des caillots contenant l'œuf entier ou ses débris : *certitude de fausse couche*.

AVORTEMENT APRÈS LE QUATRIÈME MOIS DE LA GROSSESSE.

Lorsqu'une femme n'a pas vu ses règles depuis quatre ou cinq mois, lorsqu'elle a éprouvé tous les phénomènes sympathiques de la grossesse, lorsqu'on a pu percevoir les mouvements actifs et entendre les bruits du cœur du fœtus, en un mot quand la grossesse est connue de l'accoucheur, l'ensemble des symptômes qui manifestent l'avortement est assez tranché pour que le diagnostic de la fausse couche soit simple et facile.

Ces symptômes varient selon les causes de l'avortement : selon qu'il est spontané ou accidentel.

Avortement accidentel. Dans le cours régulier d'une grossesse heureuse, à la suite d'une des causes accidentelles soit physiques, soit morales que nous avons énumérées dans un autre chapitre, souvent il arrive que la femme enceinte perd du sang, et qu'elle éprouve des douleurs intermittentes, comme celles qui accompagnent les contractions utérines. Par la palpation on peut quelquefois sentir l'utérus, qui, à certains moments, devient ferme et manifestement contracté ; lorsqu'on pratique le toucher vaginal, on trouve le col entr'ouvert et on sent la partie membraneuse de l'œuf qui se tend au moment de la contraction : dès lors plus de doute, la femme est en travail prématuré. — En somme, grossesse certaine et de moins de sept mois, perte de sang, douleurs intermittentes, col ouvert, tels sont les signes certains d'un travail abortif.

Avortement spontané. Lorsque l'avortement reconnaît pour cause une de ces circonstances si importantes, et malheureusement trop peu appréciées, que nous avons appelées causes prédisposantes, l'accoucheur peut prévoir et diagnostiquer la fausse couche par un ensemble de symptômes généraux qui précèdent et accompagnent l'accident. Pendant plusieurs jours les femmes se sentent mal à l'aise ; elles sont tristes et abattues, leurs paupières sont tuméfiées et livides ; elles ont de la fièvre, la langue mauvaise, l'haleine fétide, de l'inappétence ; elles éprouvent un sentiment de pesanteur et de froid vers les pubis, des lassitudes dans les membres, des envies fréquentes et illusoires d'uriner, enfin des douleurs lombaires vagues. Ces douleurs deviennent plus vives, franchement intermittentes, et revêtent ainsi bientôt le caractère des contractions utérines. Si l'on touche la femme, on constate que le col commence à s'entr'ouvrir ; peu à peu la dilatation augmente avec les douleurs qui deviennent plus fréquentes ; les membranes de l'œuf sont accessibles, elles s'engagent un peu dans le vagin, elles bombent pendant les contractions, enfin elles se rompent et laissent échapper le liquide amniotique ; encore un coup, le fœtus et le placenta vont être expulsés : c'est un accouchement en miniature. — En résumé, lorsque la fausse couche est produite par une cause qui agit lentement, comme toutes les circonstances prédisposantes liées à des états généraux ou à des maladies de la mère, de l'œuf ou du père, elle est annoncée par des symptômes précurseurs auxquels succèdent tous les phénomènes de l'accouchement.

Reconnaître la fausse couche n'est pas le point le plus délicat du diagnostic de cet accident ; il faut encore savoir les cas dans lesquels l'avortement en marche pourra être arrêté, et les circonstances qui rendent ses progrès nécessaires, inévitables ; enfin on ne doit pas ignorer si l'avortement s'est fait en partie ou en totalité.

L'AVORTEMENT EST-IL FAIT EN PARTIE OU EN TOTALITÉ ?

La vie de la femme est suspendue à cette question difficile, délicate à résoudre. Lorsqu'appelé près d'une femme qui a fait une fausse couche, on demande aux personnes qui l'assistent si la malade a rendu quelque chose après les caillots, si elle est délivrée en un mot, les réponses sont le plus souvent incertaines ; il devient nécessaire de s'en assurer par soi-même en touchant. Quand on rencontre le cordon ombilical dans le vagin, c'est tout simple : la femme n'est pas délivrée ; on la délivre et tout est fait. Mais souvent le cordon a été rompu, ou ne le trouve pas ; alors il faut introduire, aussi loin que possible, le doigt dans le col parfois refermé et tâcher de trouver le délivre ; celui-ci est quelquefois déjà un peu engagé, ailleurs il est appliqué sur la paroi de l'utérus, enfin, et heureusement c'est le cas ordinaire, on ne le rencontre plus, il a été expulsé. Laisser le placenta dans l'utérus, c'est exposer la femme à une mort imminente par hémorrhagie et à un autre accident dont nous allons parler. En effet, de temps en temps l'utérus se contracte pour chasser de sa cavité le placenta désormais inutile ; une partie des vaisseaux utéro-placentaires tiraillés incessamment se rompent et donnent lieu à des pertes répétées, qui conduisent les femmes à un état chloro-anémique mortel. Ainsi, pour éviter cet accident, il est nécessaire de savoir si la fausse couche s'est faite en entier.

Mais ce n'est pas encore le fait le plus commun. Il est des circonstances, où, appelé et sans renseignements positifs sur la délivrance, on trouve l'orifice du col utérin fermé et ne permettant pas d'entrer le doigt. En pareil cas, on est réduit à attendre, et les phénomènes qui vont se passer mettront sur la voie. Ou bien

tout rentre dans l'ordre, la femme se rétablit complétement : la
délivrance était faite ; ou bien un ou deux jours se passent sans
rien de particulier, alors le sang que la femme rend après l'expulsion du fœtus, au lieu d'être pur et rouge, devient foncé, à odeur
pénétrante. Les lochies sont fortes, fétides ; ce n'est plus la fétidité du caillot qui se corrompt, c'est une odeur ammoniacale,
piquante, toute spéciale, qui permet de reconnaître le placenta
décomposé en entrant dans l'appartement : la délivrance n'était
pas faite. Si on ne débarrasse pas la matrice de ce foyer d'infection, la malade présentera les symptômes les plus graves et suc-
combera rapidement sous les progrès de la résorption putride.

L'AVORTEMENT COMMENCÉ EST-IL INÉVITABLE OU PEUT-IL ÊTRE ENRAYÉ DANS SA MARCHE ?

Lorsque la cause qui menace de la fausse couche cesse d'a-
gir, lorsque spontanément, ou sous l'influence d'une médication
sagement instituée, l'hémorragie et les douleurs ont cessé, lorsque l'organisme entier est rentré dans l'ordre, lorsqu'enfin les
atteintes portées à l'œuf ou aux organes maternels ne sont pas
capables de gêner notablement à l'avenir la circulation utéro-
placentaire, c'est-à-dire un des principaux éléments de vie du
fœtus, il y a tout lieu de penser que le danger est éloigné.

Si la perte est abondante, si les douleurs sont énergiques et se
rapprochent, si le col est déjà dilaté, si les membranes proémi-
nent dans le vagin, on devra sérieusement craindre une fausse
couche imminente et faire partager aux intéressés ses appréhensions. D'ailleurs, comme les auteurs rapportent quelques exemples semblables dans lesquels on a vu la grossesse se continuer
heureusement, on doit, sans perdre absolument toute espérance, tenter d'arrêter la marche progressive des accidents.

A côté de ces faits où l'espérance est encore raisonnable, il en
est d'autre où le doute n'est plus permis, et dans lesquels, loin
de se proposer d'entraver l'accomplissement de la fausse couche,
on doit chercher à en régulariser la marche. Lorsque les membranes de l'œuf sont rompues et le liquide amniotique écoulé,
la fausse couche ne s'arrêtera pas, et la femme avortera nécessairement. Toutes les fois encore que le fœtus est mort, quand l'a-
vortement commence, il se continuera. Enfin, Cazeaux insiste

sur une particularité que n'ont pas signalée les auteurs : lorsque les contractions ont duré assez pour dilater l'orifice interne du col et en confondre la cavité avec celle du corps de l'utérus, et que le doigt vaginal, en parcourant le segment inférieur de la matrice, ne peut plus en isoler le col, l'avortement est inévitable.

Marche.

La marche de l'avortement est très-différente, suivant la cause qui détermine cet accident, et l'époque de la grossesse à laquelle il survient.

Il y a des avortements *soudains* : ainsi une femme tombe, elle se relève en sang, et au milieu des caillots qu'elle expulse on trouve l'œuf. Cette marche de la fausse couche est fréquente, lorsque la grossesse est nouvelle ; à cette époque, en effet, l'œuf a un volume qui ne met pas obstacle à sa sortie, et les liens qui l'unissent à la matrice sont si délicats, que la moindre contraction suffit pour les rompre complétement.

Lorsque la grossesse est plus avancée, la cause ne produit pas aussi vite son effet. Au moment de l'accident, la femme éprouve une violente douleur dans un point variable de la cavité abdominale ; remise de cette première impression, le calme revient, si complet parfois, que, rassurée, elle croit en être quitte pour la peur ; mais après quelques jours les douleurs reparaissent, les contractions deviennent plus énergiques, il y a une perte, et ce travail prématuré se termine par l'expulsion des éléments de l'œuf. Le plus communément la fausse couche met 3, 4,..... 8, 9 jours à se faire ; rarement elle se prolonge au delà.

La marche de la fausse couche n'est pas toujours aussi régulière : quelquefois le travail est plus long, et cela arrive surtout quand le fœtus est mort ; ailleurs, l'expulsion a lieu plus rapidement, ainsi que nous le noterons en traitant de l'avortement provoqué.

Terminaison.

D'après la description des symptômes de l'avortement, et la marche suivant laquelle ils apparaissent, nous prévoyons toutes les manières suivant lesquelles pourra se terminer la fausse couche.

Les symptômes peuvent d'abord s'amender, disparaître, et la grossesse suivre son cours régulier ; nous avons ailleurs indiqué les conditions pour un résultat aussi heureux ; elles peuvent ainsi se résumer : il faut que le travail ne soit pas trop avancé ; il faut que l'œuf soit bien vivant.

La fausse couche peut encore se consommer d'un coup par la sortie de l'œuf entier : l'expulsion du fœtus et la délivrance se font ensemble. Ce mode de terminaison s'observe dans les avortements de deux ou trois mois, rarement au delà de ce terme.

Vers quatre ou cinq mois, l'œuf trop volumineux ne peut sortir intact, les membranes se déchirent, le liquide s'écoule ; en un mot, l'avortement se termine comme un accouchement en petit, les phénomènes sont les mêmes : contractions utérines, dilatation de l'orifice, formation et rupture de la poche des eaux, sortie du liquide amniotique, du fœtus, enfin du délivre.

Quelles sont les terminaisons possibles quant à la délivrance ? — Lorsque l'œuf n'est pas sorti entier, douze, vingt-quatre ou quarante-huit heures après l'expulsion du fœtus, un nouveau travail abortif recommence, l'orifice se dilate un peu de rechef, et le délivre sort.

D'autres fois, le délivre peut rester dans la matrice, s'y putréfier et donner naissance à tous les accidents de résorption putride pour la femme.

Dans d'autres cas, le placenta demeure greffé sur la paroi interne de l'utérus et continue à s'y développer.

Enfin, on voit, dans la pratique, mais bien rarement, le travail commencer, l'enfant mourir et l'œuf ne sortir qu'après des mois et même des années. On a beaucoup exagéré les dangers qui peuvent résulter pour la mère de la rétention de l'œuf dans la matrice : lorsque les membranes ne sont pas rompues, l'air n'a pas accès dans la cavité de l'œuf et ne peut pas faire éprouver au fœtus la décomposition putride. Celui-ci, d'un blanc mat, flasque, sans odeur, subit une simple macération et nage au sein d'un liquide que son sang colore en rose par voie d'exosmose. Si l'œuf était ouvert, alors seulement le fœtus se putréfierait par le contact de l'air et causerait chez la femme les symptômes souvent mortels de l'infection putride.

Pronostic.

Le pronostic de l'avortement qu'on trouve dans la plupart des ouvrages classiques, est complétement insuffisant, soit parce que les auteurs n'ont envisagé que quelques points de la question, soit parce que les faits qu'ils avancent manquent de preuves et de développements nécessaires.

1° PRONOSTIC DE L'AVORTEMENT PAR RAPPORT A L'ENFANT.

Avortement dit condamnation à mort de l'enfant, puisque cet accident consiste dans l'expulsion du fœtus avant l'époque de la viabilité légale, époque encore plus éloignée des chances de vie pour lui que celle de la viabilité réelle. On rencontre bien, dans les annales de la science, quelques exemples de fœtus nés avant le terme de la viabilité fixé par la loi, et qui ont vécu, mais ces faits sont trop rares et d'une authenticité si contestable, qu'ils ne sauraient ébranler notre proposition. Le pronostic de l'avortement est donc important seulement pour la mère.

2° PRONOSTIC DE L'AVORTEMENT PAR RAPPORT A LA FEMME.

Pour avoir une idée simple, complète, méthodique et raisonnée des dangers de la fausse couche, il convient, à l'exemple de M. le professeur Pajot, de considérer la question sous plusieurs faces et d'asseoir son opinion sur des bases inébranlables. l'observation d'abord, le raisonnement ensuite.

L'avortement est-il dangereux ?

Lorsqu'on met à part la gravité inhérente à la cause qui produit l'avortement, on doit admettre que cet accident par lui-même n'est pas dangereux ; la preuve de cette assertion est fournie par ces milliers de fausses couches des premières semaines, dont les conséquences sont si peu sérieuses, que le plus souvent elles passent inaperçues, et sont prises pour un simple retard dans la menstruation. Si maintenant nous prenons en considé-

ration la cause qui produit l'avortement, nous dirons : l'avortement, qui est déterminé par une cause à action lente et graduée,
comme les maladies de l'œuf, est moins grave que celui qui est
produit par une cause occasionnelle violente, telle qu'une chute,
un coup, une émotion vive, des manœuvres criminelles surtout ;
dans ces cas, en effet, l'hémorrhagie est presque toujours plus
grave. Si la fausse couche est la conséquence d'une fièvre érup-
tive ou de toute autre grande maladie, elle aggrave la situation
de la femme et devient redoutable en ajoutant les conditions
morbides de l'état puerpéral.

En résumé, l'avortement, dégagé de la gravité inhérente aux
causes qui le provoquent, n'est pas un accident dangereux, qui
compromette l'existence de la femme. Cela ne veut pas dire que
les femmes ne puissent pas mourir à la suite d'une fausse couche,
par le fait seul de l'avortement. Nous savons en effet combien
est redoutable la délivrance qui ne se fait pas et quelle est la
terminaison ordinaire de cet accident, lorsque l'art n'intervient
pas en temps opportun.

L'avortement est-il plus ou moins dangereux que l'accouchement ?

Mauriceau s'explique en termes précis : « Il est certain, dit-il,
que la femme qui avorte est en bien plus grand hasard de la vie
que celle qui accouche à terme. » Cette opinion fut aussi celle
d'Hippocrate, et bien des médecins la partagent encore. L'accouchement, disent-ils, est un acte physiologique, l'avortement est
toujours un accident ; or, un accident est plus grave qu'une
fonction qui s'accomplit : donc, l'avortement est plus dangereux
que l'accouchement. Rien de plus logique, et pourtant c'est avec
de pareils raisonnements, dans lesquels le point de départ est
sujet à discussion, que l'on commet souvent des erreurs. Pour
résoudre une question aussi sérieuse, il faut étudier comparati-
vement les phénomènes qui constituent l'accouchement et la
fausse couche, ainsi que les accidents qui peuvent les compliquer
l'un et l'autre ; de ce parallèle découlera naturellement la solution du problème.

L'accouchement est bien un acte physiologique, mais tout
spécial, douloureux, s'accompagnant de phénomènes qui tou-
chent de près à la pathologie. Ce n'est pas un acte fonctionnel

ordinaire, une multitude d'obstacles pouvant l'entraver et devenir des sources de dangers pour la mère et pour l'enfant. Au
contraire, l'avortement des premières semaines, qui est le plus
fréquent, de l'aveu de tout le monde, n'est pas sérieux, considéré quant aux phénomènes qui lui sont propres, puisque le plus
souvent il est méconnu et est pris pour un simple retour des
règles. Celui qui s'effectue les mois suivants ressemble d'autant
plus à l'accouchement qu'il a lieu à une époque plus avancée
de la grossesse.

Il y a bien des difficultés de l'accouchement qui ne viennent
pas compliquer l'avortement : ainsi la grande classe des vices de
conformation du bassin et celle, non moins redoutable, des
mauvaises présentations. Et à ce sujet Mauriceau a fait encore
un aphorisme : « Dans les avortements au-dessous de quatre ou
cinq mois, il ne faut pas beaucoup se mettre en peine de réduire
en une bonne figure les enfants qui se présentent mal, car en
quelque posture que ces avortons soient, la nature les expulse
assez facilement, à cause de leur petitesse. »

Un grand nombre d'affections diverses et terribles peuvent
attaquer la femme nouvellement accouchée ; d'un autre côté, on
voit bien ces mêmes maladies atteindre les femmes après l'avortement, mais moins communément et encore dans des circonstances spéciales, ainsi dans une épidémie, ou lorsque l'avortement a été produit par une main inhabile dans un but criminel.

Chose singulière, Mme Lachapelle, Dugès, Désormeaux, enfin
tous les auteurs qui considèrent l'avortement comme plus dangereux que l'accouchement, se sont repris eux-mêmes par une
contradiction : ils regardent les fausses couches comme d'autant
plus graves, qu'elles surviennent à une époque plus avancée de
la grossesse. Or, ce qui aggrave ainsi à cette époque le danger,
c'est que l'état de la femme se rapproche plus de la puerpéralité
à terme. Ainsi, l'état puerpéral et sa fâcheuse influence qui
accompagne l'accouchement, se retrouvent aussi dans l'avortement, mais d'autant moins accentués, que celui-ci survient à
une époque plus rapprochée de la conception.

L'avortement est presque toujours compliqué de pertes, tandis
que l'hémorrhagie est exceptionnelle dans l'accouchement ; c'est
un fait d'observation, et de ce côté il y a une différence de dan-

ger qui milite en faveur de l'accouchement. Mais remarquons que rarement la fausse couche s'accompagne d'hémorrhagies assez graves pour nécessiter l'application du tampon, tandis que dans l'accouchement ces pertes insolites, lorsqu'elles existent, menacent fortement la vie de la femme; encore ne parlons-nous pas ici de ces hémorrhagies foudroyantes qui suivent l'accouchement et qu'on ne voit jamais dans la fausse couche. En résumé, les pertes sont plus fréquentes et moins graves dans l'avortement que dans l'accouchement, où elles sont plus rares, mais aussi plus à redouter.

L'avortement est plus souvent compliqué des difficultés de la délivrance que l'accouchement. Ici on a le cordon ombilical, on peut entrer dans la matrice pour délivrer; dans la fausse couche on manque le plus souvent de ces moyens de délivrance, et presque toujours la nature doit faire seule tous les frais du travail. Assurément cette objection est sérieuse, mais aussi par contre l'inertie de la matrice, qui amène ces hémorrhagies foudroyantes dans l'accouchement, n'est pas à redouter dans la fausse couche, où l'utérus offre une cavité étroite.

Beaucoup d'auteurs enseignent que l'accouchement entraîne des suites graves plus immédiates, et l'avortement des conséquences fâcheuses plus éloignées. La première partie de cette proposition est exacte; les maladies aiguës, dont les femmes en couche sont affectées, sont plus fréquentes après l'accouchement. Quant à la seconde partie, il faudrait la prouver, et démontrer, par des statistiques, si les femmes qui ont fait des fausses couches sont plus exposées, dans un âge avancé, aux maladies chroniques de l'utérus, que celles qui ont toujours accouché à terme. Lorsque la science se prononcera sur ce point, peut-être verra-t-on que l'avortement, loin d'être la cause des maladies chroniques de l'utérus, est souvent déterminé par celles-ci, qui existaient à l'état de germe. Dans ces cas l'avortement serait l'effet et non la cause de ces maladies dont il révélerait seulement l'existence, cachée jusqu'alors, et aiderait puissamment à leur développement.

L'accouchement est presque la garantie d'heureuses grossesses à venir, tandis que l'avortement menace du même sort les grossesses subséquentes. L'observation démontre cette assertion;

mais faut-il accuser toujours l'avortement d'exercer une influence aussi fâcheuse sur la gestation ? Non, assurément. La cause qui a produit un premier avortement peut persister à de nouvelles grossesses et en provoquer une série d'autres : voilà comment en apparence la fausse couche prédispose à un pareil accident.

Enfin, il importe de faire entrer dans le pronostic la considération des dangers des opérations qu'on peut être appelé à pratiquer. Or, l'avortement nécessite bien moins souvent que l'accouchement le secours de l'art ; de plus, l'intervention est toujours restreinte et inoffensive dans la fausse couche, tandis qu'il s'en faut qu'elle soit anodine dans l'accouchement. Dans ce dernier cas, les moyens curatifs que l'on emploie mettent par eux-mêmes la femme en danger, ainsi les manœuvres, la céphalotripsie, les applications de forceps même, et souvent la vouent à une mort presque certaine, comme l'opération césarienne pratiquée dans les maisons hospitalières. Encore au point de vue de l'art, les dangers sont plus grands dans l'accouchement.

De ce parallèle raisonné de tous les accidents qui peuvent compliquer la fausse couche et l'accouchement, je suis en droit de conclure qu'il est préférable d'avorter, et surtout à six semaines, plutôt que d'accoucher. Les auteurs n'ont pas osé formuler aussi nettement leur opinion, car un pareil enseignement de leur part semblerait sanctionner le crime : c'est au point de vue médical et non au coin de la morale que je m'exprime ainsi.

L'avortement est-il plus dangereux à une certaine époque de la grossesse ?

L'époque à laquelle arrive l'avortement influe aussi sur le pronostic de cet accident, et il n'est pas exact de dire, avec Désormeaux, que la fausse couche est d'autant plus grave pour la femme qu'elle survient à une époque plus avancée de la grossesse. Cazeaux, en contradiction avec les auteurs, a élucidé cette question, si importante à connaître dans les circonstances où la science et la morale autorisent l'avortement provoqué. Cet accoucheur distingué, observant sur une vaste échelle, a constaté que les avortements des premières semaines principalement et ceux du cinquième et du sixième mois ne sont pas les plus graves : le danger existe surtout à trois ou quatre mois. Et pour quel motif ? Jusqu'à trois mois, l'œuf étant d'un bien petit volume, sort entier dans la fausse couche, ou du moins il a des chances de sortir intact, et l'avortement constitue à peine une indisposition que les femmes prennent pour des règles tardives ; à cinq ou six mois, le fœtus est déjà assez gros ; quand il est sorti, le placenta et les membranes, dont le volume est moins considérable, passent à sa suite sans grande difficulté. Mais à trois ou quatre mois, le délivre est plus volumineux que le fœtus, en sorte que le détroit qui laissera passer celui-ci ne permettra pas la libre sortie des annexes. Le placenta s'engagera bien un peu ; mais, pour compléter son expulsion, il faudra un nouveau travail abortif, de nouvelles contractions d'autant plus énergiques que le corps qui se présente, par sa forme aplatie et sa consistance molasse, se prête peu à la dilatation, et parce que le col et le corps de l'utérus n'ont pas encore subi les modifications nécessaires à un pareil travail. Le délivre peut ainsi rester plusieurs jours dans la matrice, se putréfier au contact de l'air et déterminer la mort de la femme par infection putride. — En somme, l'époque la plus dangereuse de l'avortement est à trois mois, tant à cause des difficultés de la délivrance naturelle que du peu de ressources qu'offre l'art. De cette connaissance découle un précepte : éviter de déterminer l'avortement à cette époque de la grossesse.

Traitement.

D'après les détails dans lesquels nous sommes entré au chapitre des symptômes, nous savons que l'avortement n'est pas une maladie simple, dans tous les cas identique à elle-même, mais, au contraire, un accident qui se révèle à nous sous plusieurs physionomies. Le même traitement ne saurait donc être appliqué toujours dans la fausse couche ; il doit varier comme les formes elles-mêmes de la maladie. Pour lors, comment allons-nous décrire le traitement de la fausse couche ? Faut-il indiquer un traitement particulier pour chaque allure spéciale que peut revêtir l'avortement ? Ou bien est-il préférable, à l'exemple de quelques auteurs, d'énumérer tous les modes de traitement, laissant libre chaque praticien de puiser dans ce chaos de médications, selon le cas qui s'offre à lui ? Toutes ces manières de procéder ne satisfont pas assez directement aux besoins de la pratique ; je crois préférable de suivre la marche enseignée par M. le professeur Pajot, plutôt que de chercher à présenter ce sujet dans un autre ordre, qui, pour avoir le petit mérite de la nouveauté, risquerait fort de n'avoir pas la même utilité.

Par la méditation, avec l'esprit de méthode, de rigueur et de simplicité qui résument tout son génie, et font que son enseignement est tant apprécié des élèves, M. le professeur Pajot a remarqué que les situations variées, dans lesquelles se trouve le médecin appelé près d'une femme qui avorte, peuvent toutes se rallier à trois circonstances particulières : celles-ci connues, le traitement bien spécifié pour chacune d'elles, jamais dans la pratique il ne se présentera d'indications qui n'auraient pas été prévues. Grâce à cette donnée, le traitement de la fausse couche sera facile à exposer, plus simple encore à retenir.

Voici les trois cas particuliers qui résument tous les autres :

1° *L'avortement est sûr et peut être arrêté ;*
2° *L'avortement est sûr et ne peut être arrêté ;*
3° *L'avortement n'est pas sûr.*

Qu'on me permette d'ajouter un quatrième point pour être être plus complet, et je vais examiner en détail ce que la science prescrit dans chacun de ces cas.

L'avortement est certain ; on ignore si la délivrance est faite.

1° L'AVORTEMENT EST SUR ET PEUT ÊTRE ARRÊTÉ.

D'abord, on est certain que la fausse couche est en marche lorsqu'on connaît sûrement l'état de grossesse de la femme, que celle-ci éprouve des contractions et qu'elle perd du sang. Ensuite, l'avortement a des chances pour s'arrêter, tant que les membranes ne sont pas rompues, que le fœtus n'est pas mort et que le travail n'est pas trop avancé.

Dans un cas semblable, l'indication est toute simple : on doit tâcher d'arrêter l'avortement. Il y a trois moyens à employer simultanément pour obtenir ce résultat, et chacun d'eux s'adresse aux éléments de l'avortement, c'est-à-dire aux causes qui le produisent et aux phénomènes qui le constituent :

1° *Combattre, éloigner la cause ;*
2° *Arrêter l'hémorrhagie ;*
3° *Enrayer les contractions.*

COMBATTRE, ÉLOIGNER LA CAUSE.

Si c'est une cause de la nature d'un coup, on ne peut rien faire : tout au plus, à l'aide de quelques médicaments, parvient-on à calmer la douleur. Mais si c'est une cause générale, une maladie, il faudra traiter cet état morbide comme si la femme n'était pas enceinte. Bien plus, existe-t-il des moyens énergiques, mais prompts, de guérir cette affection, et des moyens anodins, mais d'une action lente, on donnera la préférence aux premiers qui jugulent la maladie et l'empêchent de retentir sur l'utérus. De cette façon, on évite l'avortement et les complications qui résultent de l'état puerpéral.

ARRÊTER L'HÉMORRHAGIE.

Les moyens dont nous disposons pour combattre les pertes utérines survenant pendant les six premiers mois de la grossesse, c'est-à-dire à l'époque où la loi taxe d'avortement l'expulsion de l'œuf, sont de deux ordres : les uns sont généraux, les autres locaux. Nous allons entrer dans quelques détails sur chacun d'eux, et nous indiquerons sommairement ceux qui conviennent particulièrement dans le premier cas que nous avons supposé.

Moyens généraux.
- Position.
- Froid.
- Hémostatiques.
- Révulsifs.
- Saignée.
- Ergot de seigle.
- Évacuation de la vessie et du rectum.

Moyens locaux.
- Froid local.
- Tamponnement.
- Évacuation de la matrice.

Moyens généraux. — Position. — Lorsqu'une femme est prise de pertes étant enceinte, la première indication est de la faire coucher sur le dos, la tête basse, le bassin élevé. Les matelas du lit doivent être en crin ou en laine, jamais en plume, car dans ces derniers, le corps creuse son empreinte et se trouve entouré d'une chaleur propice à l'hémorrhagie. Le sang éprouve toujours une certaine difficulté à monter dans les vaisseaux, aussi convient-il de soulever le bassin, en plaçant sous le siége un coussin ferme ou simplement un tapis roulé. Si quelqu'un doute un moment que cette position puisse mettre un obstacle à l'afflux sanguin, et que cette pratique est pure habitude, il n'a qu'à faire lever la femme ; celle-ci ne sera pas debout depuis cinq minutes qu'elle perdra déjà beaucoup plus. Ainsi, lorsqu'une femme grosse perd, faites la mettre au lit, le siége élevé, la tête sur un simple traversin, et défendez-lui de se lever sous aucun prétexte.

Froid employé d'une manière générale. — Il faut que la température de la chambre, où est une femme qui perd, soit fraîche sans jamais être froide ; car au collapsus causé par l'hémorrhagie s'ajouterait le collapsus causé par le froid redoutable non pas tant par lui-même que par la réaction qui se fera difficilement. On a coutume encore de donner à la malade des boissons acidulées froides, par petite quantité à la fois.

Saignée. — Il faut se méfier de ce moyen trop souvent employé par quelques médecins, trop négligé par d'autres ; la saignée est une arme à deux tranchants, qui agit souvent d'une façon merveilleuse, mais qui tue aussi quelquefois. Au reste, voici une loi qui servira de guide fidèle dans la pratique : on est autorisé à saigner *seulement* dans les pertes modérées et faibles, *jamais* dans dans les hémorrhagies graves. Chez les femmes exposées à cette pléthore générale et locale des quatre ou cinq premiers mois de la grossesse, qui se traduit par un sentiment de plénitude dans le bassin, par la face vultueuse, par un pouls plein, vibrant, par des étourdissements et par des bouffées de chaleur, chez ces femmes, la saignée fait merveille dans les cas de pertes modérées. Mais encore convient-il de prendre des précautions ; il faut que la femme enceinte soit couchée pendant cette opération, que l'ouverture de la veine soit étroite, et que la quantité de sang extrait du vaisseau ne soit pas très-considérable (100 à 150 gr. de

sang suffisent ordinairement). Tous ces soins tendent au même
but, qui est d'éviter la syncope ; en effet, lorsque cet accident se
prolonge, on a remarqué que le fœtus souffre et meurt même,
asphyxié probablement. Toujours est-il, chez les femmes franchement pléthoriques et qui perdent modérément, la saignée
peu copieuse doit être conseillée et exécutée, malgré la répu-
gnance qu'ont les malades pour cette petite opération.

Ergot de seigle. — L'ergot de seigle est une substance qui, dans
certaines circonstances, rend des services signalés en arrêtant les
hémorrhagies ; mais il a aussi la propriété de faire contracter et
rétracter l'utérus. Or ces propriétés, qui sont des qualités lorsqu'on se propose d'arrêter seulement l'hémorrhagie, deviennent
de graves inconvénients lorsqu'on se propose de conserver en
même temps la grossesse. Si nous ajoutons que, pour agir manifestement, il exige que l'organisation musculaire de l'utérus soit
plus avancée qu'elle ne l'est à l'époque de la grossesse où surviennent les fausses couches, l'emploi de ce médicament se trouvera réservé pour des cas spéciaux. Ainsi, quand on désire et
qu'on peut espérer conserver la grossesse, il faut bannir l'emploi
du seigle ergoté.

Médicaments dits hémostatiques. — Quelques auteurs prescrivent
dans les pertes survenant pendant la grossesse, comme dans
toutes les autres hémorrhagies, des potions astringentes, de l'eau
de Tisserand, de Léchelle ou d'autres médicaments qui agissent
directement sur le sang comme le perchlorure de fer ; tous ces
moyens ne sont pas précisément à répudier, lorsque la perte ne
menace pas et permet d'attendre.

Évacuation de la vessie et du rectum. — Dans tous les cas de
pertes utérines, il convient de faire cette double opération. D'ordinaire, la femme urine bien spontanément, quelquefois même
trop souvent, car la matrice, en se contractant, presse sur la vessie et la vide sans que la malade puisse s'y opposer ; rarement
on a donc besoin de sonder les femmes. Il est avantageux d'éva-
cuer l'intestin à l'aide d'un lavement simple, salé ou au miel,
car lorsque le rectum est rempli de matières, il gêne le libre

exercice de la circulation dans le bassin et occasionne des compressions qui peuvent augmenter l'hémorrhagie.

Moyens locaux. — Les moyens généraux, dans quelques cas, peuvent suffire pour faire cesser une perte; quant aux moyens locaux, ils l'arrêtent toujours. Toutefois comme, sauf le froid employé localement, ils exercent en même temps une action puissante sur la matrice qu'ils sollicitent à l'action, ils ne doivent jamais être employés, si l'on veut nécessairement conserver la grossesse.

Froid local. — Ce moyen utilisé pour arrêter les pertes est bon quand il est bien employé, et surtout lorsqu'on l'associe à des moyens généraux. Quand on veut faire usage des réfrigérents, on trempe dans l'eau froide ou même dans l'eau glacée des serviettes pliées en plusieurs doubles ; on les exprime et on les tord jusqu'à ce qu'il ne s'en écoule plus une goutte de liquide ; enfin on les applique sur la vulve, à la partie interne des cuisses et même sur le ventre. Si ces serviettes ne sont pas assez égouttées, l'eau de proche en proche gagnera tout le lit de la femme ; celle-ci se trouvera dans un véritable bain glacé et pourra contracter une affection thoracique souvent mortelle. Faute de ces petites précautions, sur lesquelles j'insiste à dessein, combien de femmes sont-elles mortes alors que le médecin aurait pu les sauver! Ces applications froides doivent être renouvelés toutes les cinq minutes, sans quoi elles deviennent inutiles, car c'est l'impression qui accompagne le froid qui les rend avantageuses.

Tamponnement. — Le tamponnement consiste dans l'application de corps étrangers dans le vagin ayant pour but d'opposer une digue matérielle à la sortie du sang. Ce moyen, héroïque pour arrêter les pertes même les plus graves, devient très-dangereux quand il est appliqué mal à propos ; car, ainsi que nous allons le voir, il donne une sécurité trompeuse et peut tuer rapidement la femme.

On a proposé beaucoup de tampons : un seul est excellent, c'est le *tampon classique* que tout accoucheur doit avoir chez lui préparé à l'avance. Ce tampon est essentiellement constitué par des bourdonnets de charpie de la grosseur d'une noix, attachés chacun à un fil à ligature de vingt centimètres environ et trempés dans le perchlorure de fer, et en boulettes de charpie sans fil. Voici maintenant comment on procède à l'application. La vessie et le rectum préalablement vidés, comme dans toute opération obstétricale, on fait mettre la femme sur les bords du lit, les cuisses écartées et enveloppées de couvertures, les pieds reposant sur deux chaises ; on introduit un speculum plein dans le vagin, et on y projette deux ou trois verres d'eau destinée à laver les parties et à dissocier les caillots. A l'aide d'une pince longue et d'un peu de charpie on éponge, sans frotter, les surfaces humides. Cela fait, on trempe un bourdonnet de charpie à fil dans la solution de perchlorure de fer ; on l'exprime avec la pince et on la porte dans le col s'il est ouvert, ou du moins sur son orifice. On place de même trois ou quatre bourdonnets ainsi préparés dans le fond des culs-de-sac du vagin, et l'on en bourre le tiers postérieur de ce conduit ; les fils qui pendent à la vulve sont relevés sur les pubis. On introduit alors des boulettes de charpie sans fil, trempées dans l'huile ou le cérat. Lorsque le tiers antérieur du vagin est seul vide, on retire le spéculum et on finit de combler directement avec de la charpie sèche la cavité vaginale. C'est alors qu'on ne peut s'imaginer la quantité de charpie qui va être employée ; toutefois, on s'en fera une idée en se souvenant que la femme est grosse, qu'ainsi son vagin est mou et qu'on va distendre les parois de ce canal jusqu'à leur faire rencontrer la ceinture osseuse du bassin. Lorsque le vagin est ainsi farci de charpie, on place une compresse sur la vulve et l'on maintient le tout par un bandage en T solidement fixé autour du ventre et entre les jambes de la femme.

M. le professeur Pajot est le premier qui, dans le tamponnement du vagin, ait combiné l'influence hémostatique du perchlorure de fer à l'action mécanique de la charpie. De plus, il a l'habitude d'entremêler les bourdonnets de charpie avec des morceaux d'agaric de la longueur et de la grosseur du pouce ; le sang forme avec ces matières un corps qu'il ne pourra pas traverser ultérieurement.

Il est d'autres espèces de tampons qui ne sont pas mauvais et qu'il est utile de connaître. Celui de M. le professeur Trousseau, dit *tampon en queue de cerf-volant*, est formé d'une série de bourdonnets de charpie attachés sur le même fil, à quelques centimètres de distance les uns des autres. Il a l'inconvénient d'être fort long à préparer, assez incommode à appliquer ; mais aussi il permet de détamponner la femme d'un coup en se promenant. Le *tampon de Dupuytren* n'est bon que pour le rectum ; c'est un doigt de gant en toile de la grosseur voulue qu'on introduit dans le vagin après l'avoir graissé, et qu'on bourre ensuite par l'intérieur avec de la charpie. Le vagin n'a pas, dans toute son étendue, les mêmes diamètres, il est renflé vers le milieu ; aussi ce tampon se moule sur les parties contre lesquelles il doit s'accoler, pas assez pour arrêter l'hémorrhagie, et trop pour empêcher de détamponner d'un coup la femme.

On n'a pas toujours sous la main ces tampons préparés quand la femme est en danger ; il faut alors recourir à un *tamponnement provisoire*. Celui-ci se pratique en bourrant sans ordre le vagin avec de la charpie, de la ouate, de l'étoupe, une éponge trempée dans le vinaigre ; ces tampons résistent moins bien que les autres au passage du sang, parce que ce liquide ne fait pas bien corps avec les matières qui les composent. On peut encore tamponner avec des mouchoirs en toile fine, ou avec des rideaux de mousseline ; on trempe un bout de ces tissus dans l'huile, on l'introduit dans le vagin et on en fait entrer tant que ce conduit peut en recevoir ; on coupe le reste au niveau de la vulve ; on met un bandage en T ; c'est assez pour attendre et laisser le temps de recourir à un moyen définitif. Les médecins qui exercent dans les campagnes doivent porter sur eux le tampon d'urgence de M. Gariel. C'est une petite veine en caoutchouc, plate, munie d'un tube et d'un robinet ; par l'insufflation, elle peut atteindre le volume de la tête d'un enfant. Après l'avoir huilée, on l'introduit dans le vagin, on l'enfle et on ferme le robinet. Elle se moule sur le vagin et obture ainsi ce canal, moins complètement sans doute que dans les cas précédents ; mais enfin ce mode de tamponnement permet d'en attendre un autre.

Comment agit le tampon ? — C'est un merveilleux moyen employé dans les cas où il convient ; mais, comme tous les bons agents thérapeutiques, dangereux, mortel même, quand il est appliqué à

tort. Le tampon agit de deux façons : 1° il arrête le sang mécaniquement ; 2° il provoque les contractions utérines.

1° Le tampon est une barrière matérielle opposée au sang ;
celui-ci se coagule au contact de l'obstacle et sous l'influence du
perchlorure de fer ; le caillot augmente, gagne de proche en
proche et remonte jusqu'à la source même de l'hémorrhagie,
jusqu'à l'orifice vasculaire béant qu'il vient obstruer. En un
mot, le tampon transforme l'hémorrhagie externe en hémorrhagie interne. Si la matrice renferme le produit de la conception intact, la quantité de sang qui contribuera à former
le caillot obturateur sera très-faible, et dans ce cas l'hémorrhagie interne extra-ovulaire sera peu à redouter. Mais, si la
matrice ne contenait plus l'œuf entier, si le liquide amniotique
était écoulé, si même le fœtus était sorti, si enfin l'œuf entier
était expulsé, les dangers du tampon seraient très-sérieux et d'autant plus terribles que la grossesse serait plus avancée. En effet,
par le même mécanisme que plus haut, le sang remplira l'espace
vide ; or, il peut arriver qu'avant que le caillot n'atteigne la
source de la perte, la quantité de sang épanché soit assez considérable pour tuer la femme. Ces notions vont restreindre les
circonstances dans lesquelles nous aurons recours au tampon
dans le traitement de l'hémorrhagie pendant la fausse couche ;
d'ailleurs voici le précepte : il faut que l'utérus soit plein ou à
peu près, ou que l'avortement survienne à une époque peu avancée de la grossesse.

2° Outre l'action mécanique qu'il exerce, le tamponnement
suscite les contractions de la matrice, en irritant le sphincter
utérin par la présence des caillots qu'il retient. Ce mode d'action
du tampon, favorable pour la femme dans les cas de pertes me-
naçantes ou d'insertion vicieuse du placenta, devient funeste
pour la grossesse qu'il tend à terminer. Aussi le praticien, tenant
compte de cette considération, ne doit pas employer sans réflexion, dans toutes les pertes moyennes survenant chez les
femmes grosses, ce moyen qui offre bien des chances de procurer l'avortement. Mais, si la femme a une hémorrhagie grave,
foudroyante, il faut appliquer hardiment le tampon ; celui-ci va
solliciter l'action de l'utérus et déterminer la fausse couche,

qu'importe la vie sûre de la femme avant l'existence de la grossesse.

Combien de temps faut-il laisser le tampon appliqué? — Autant que la femme peut le supporter et que le besoin d'uriner ne se fait pas sentir d'une façon trop impérieuse ; si cependant on l'avait appliqué à une époque assez avancée du travail, on serait en droit de l'enlever plus tôt. Après tout, on tâtonne ; on le retire après quelque temps, et, si on le juge convenable, on le réapplique. Chez toutes les femmes, le tampon cause une gêne considérable, un sentiment de distension du vagin ; chez plusieurs, il constitue un véritable instrument de torture, et l'on est souvent obligé de le retirer. Dans ce cas, pour arrêter la perte, on se trouve obligé de solliciter l'évacuation de la matrice par tous les moyens possibles.

Évacuation de la matrice. — Le tamponnement n'arrête quelquefois que momentanément les hémorrhagies ; quant à l'évacuation de la matrice, c'est un moyen merveilleux pour mettre un terme définitif aux pertes chez la femme grosse ; c'est le procédé qu'emploie la nature. Les anciens accoucheurs étaient tellement convaincus de l'efficacité de ce moyen, que jusqu'à Puzos ils entraient de force dans la matrice pour extraire l'œuf, dans le but de mettre un terme à des pertes graves.

Il y a d'autres moyens pour arrêter les pertes, mais leur étude sort de notre cadre, car ici nous ne traitons que des hémorrhagies qui se manifestent pendant les six premiers mois de la grossesse, époque pendant laquelle la matrice n'est pas encore très-développée et le fœtus non considéré viable.

ENRAYER LES CONTRACTIONS.

Le repos et la saignée, dans certains cas, sont déjà deux moyens qui concourent à atteindre ce but ; mais, s'ils ne suffisent pas pour faire cesser les contractions, nous avons un moyen héroïque à notre disposition : c'est l'opium employé en lavement et à haute dose. Il semble que de cette façon ce médicament ait seulement une action locale directe, tant sont peu marqués les effets généraux du narcotisme. Pour débarrasser le rectum, on donne d'abord un lavement froid s'il y a en même temps des pertes ; puis, suivant la constitution de la femme, on administre par la même voie dix, quinze, vingt gouttes de laudanum de Sydenham, dilué dans soixante grammes d'eau environ seulement. Après une demi-heure ou une heure, si la contractilité de l'utérus n'est pas réprimée et si les douleurs persistent, on donne un second, un troisième lavement semblable. On peut sans crainte donner ainsi jusqu'à quatre-vingts et même cent gouttes de laudanum en vingt-quatre heures, et à cette dose on n'obtient pas encore des effets généraux bien marqués : si cependant les symptômes d'un narcotisme évident se manifestaient, il faudrait suspendre la médication et administrer de suite des excitants, comme l'infusion de café, la limonade, etc., etc. A l'aide de l'opium employé audacieusement et avec patience, on arrête les contractions utérines et l'avortement, si l'œuf n'est pas trop engagé dans l'orifice de la matrice. Entre mille exemples relatés par les auteurs et observés par tous les praticiens à l'appui de cette médication, je choisirai le cas suivant, indiqué par Cazeaux. Après une violente discussion avec son mari, une femme grosse de trois mois et demi éprouva des douleurs et fut prise de pertes ; après trois jours, les signes de la fausse couche continuant toujours et l'hémorrhagie ayant augmenté, cette femme vint à la clinique : le col était dilaté de manière à permettre très-facilement au doigt d'arriver jusque sur les membranes à nu. On lui prescrivit un lavement laudanisé qu'on renouvela, et en deux heures tous les accidents cessèrent : la grossesse reprit sa marche normale.

Après avoir énuméré en détail tous les moyens dont nous disposons pour arrêter l'hémorrhagie et enrayer les contractions, nous allons examiner comment nous les mettrons en œuvre dans le premier cas que nous avons supposé, c'est-à-dire quand l'avortement est sûr et qu'il ne peut être arrêté.

Si l'hémorrhagie est *légère ou moyenne*, on commence par employer les moyens généraux : repos au lit, position horizontale, air frais, limonade, vider la vessie et le rectum, applications froides sur les cuisses, saignée si la femme est pléthorique. S'il y a en même temps qu'une perte des contractions, il faut don-

ner des lavements laudanisés tant que celles-ci durent; il y a
toute chance pour que l'avortement s'arrête.

La perte est *grave*, le sang coule à flots, ou depuis longtemps,
le pouls est imperceptible, les syncopes sont fréquentes : on a
d'abord recours aux moyens généraux, *sauf la saignée*. Ces
moyens sont le plus souvent insuffisants; on n'a plus le droit de
tergiverser, il faut appliquer le tampon. Cette manière d'agir ne
semble pas rationnelle; car, au lieu d'enrayer l'avortement on va
le provoquer; c'est vrai, mais on est en présence de deux dangers, il faut opter, et naturellement on préfère le moindre; c'est
pourquoi on tamponne. Si la femme avorte, elle avortera; il
vaut mieux risquer la grossesse que d'exposer sa vie. Si en
même temps qu'une perte grave surviennent des contractions,
on ne peut guère songer à les enrayer, l'opium est impuissant.

2° L'AVORTEMENT EST SUR ET NE PEUT ÊTRE ARRÊTÉ.

L'avortement est évident lorsque la grossesse est certaine et
que le travail de l'expulsion est commencé; il ne peut être arrêté
lorsque le fœtus est mort ou les membranes rompues. Dans cette
circonstance, l'indication est de tout faire pour favoriser la
fausse couche; or le premier et le meilleur moyen pour l'aider
est de ne pas l'empêcher. En même temps, il faut combattre les
complications, et la plus sérieuse de toutes est l'hémorragie. Ici
encore, nous distinguons le cas où elle est légère et celui où elle
est grave.

Si l'hémorragie est *légère*, on emploiera les moyens généraux,
et la saignée seulement quand la femme est robuste. Si l'œuf
était à l'orifice dilaté, et si les contractions languissaient, on
pourrait rendre de grands services en donnant une faible dose
d'ergot qui favoriserait l'expulsion du fœtus.

Si l'hémorragie est *grave*, on appliquera toujours le tampon.
Ce moyen a ici toute espèce d'avantages et aucun inconvénient;
il arrête l'écoulement du sang, sollicite les contractions de la
matrice et ne s'accompagne pas d'hémorragie interne redoutable, car la cavité utérine n'est pas considérable, surtout dans les
premiers mois de la gestation. Dans des cas rares, dans les avortements du cinquième et du sixième mois seulement, on pourra
être autorisé à rompre les membranes pour hâter le travail;

cette pratique, dans les premiers mois, est toujours condamnable, elle expose à une délivrance difficile et à ses funestes conséquences. Enfin, si l'œuf est sur le col ramolli et entr'ouvert, il est permis d'essayer de le saisir avec les doigts et de l'attirer au dehors; cette manœuvre n'est encore conseillée qu'autant que, venant à rompre les membranes, on sera en mesure de pouvoir faire la délivrance immédiatement.

3° L'AVORTEMENT EST CERTAIN, ON IGNORE SI LA DÉLIVRANCE EST FAITE.

Appelé près d'une femme qui vient d'avorter et qui perd toujours, le médecin demande tout d'abord aux assistants si la femme est délivrée. Le plus souvent ceux-ci se regardent entre eux et ne savent que répondre. Ils ont, en outre, eu la précaution de jeter toutes les déjections de la femme, en sorte que, privé de ces matières, il ignore si la malade est délivrée ou si elle a encore dans la matrice le délivre en partie ou en totalité. Le doute n'est pas permis, il faut interroger le toucher.

Si le col de la matrice est refermé et que les parties sexuelles aient repris leur température normale, il y a des chances pour que la femme soit délivrée et que tout soit terminé; mais, si l'on sent l'orifice encore béant et ramolli, le vagin brûlant, il faut veiller et chercher attentivement. Quelquefois on trouve un petit cordon ombilical qui n'a pas été cassé; celui-ci conduit au placenta que l'on sent sur l'orifice interne, ou même déjà engagé, dans des cas encore plus simples. Dans d'autres circonstances, les signes ne sont pas aussi positifs : l'orifice externe est ouvert et l'orifice interne fermé; aussi loin qu'on porte le doigt sans violence on ne sent rien.

Comment se comporter dans ces diverses positions? S'il n'y a pas de pertes, ce qu'il a à faire, est de ne rien faire, comme le dit avec une parole si convaincante M. le professeur Pajot : *surtout on ne doit pas donner d'ergot*, qui, pour un moment, rendrait la délivrance totalement impossible en resserrant le sphincter utérin. Il faut de la patience; le plus souvent en ne faisant rien la délivrance s'opérera toute seule peu à peu, le placenta se moulera, s'engagera et sera expulsé après douze heures, un jour et davantage. Si cependant le pla-

centa était assez fortement engagé et qu'on ait conscience de
pouvoir le saisir suffisamment pour attirer le reste, dans ce cas,
on serait autorisé à l'extraire; ailleurs, il faudrait attendre.

Dans le cas où on ignore si le placenta est encore ou n'est plus
dans la matrice, tant qu'il n'y a pas d'accidents, on peut rester
dans l'expectation, d'autant que la cavité utérine trop étroite ne
permet pas d'entrer la main. Mais, lorsque le placenta se putréfie,
lorsque les lochies prennent une odeur d'une fétidité spéciale,
à ce moment il faut agir énergiquement, il faut entraîner le délivre, et pour cela il n'y a de limite à garder que la violence :
chaque heure d'attente accroît le danger; la femme va mourir
rapidement avec les symptômes de l'intoxication putride. Nous
avons plusieurs moyens d'action. Lorsque l'orifice est assez mou,
on tente d'abord d'extraire le placenta avec le doigt; cette méthode, qui est la plus sûre, n'est pas toujours applicable en pratique, alors on a recours à la pince à faux germe de Levret. Si
l'orifice était très-petit et le placenta encore adhérent à la paroi
utérine, on ferait usage d'une petite curette, et on extrairait le
délivre par lambeaux en raclant la surface interne de l'utérus.
Enfin, si le col revenu sur lui-même n'admet plus aucun instrument, on sera réduit à faire simplement des injections aromati-
ques ou chlorurées dans la cavité utérine, si on le peut, ou tout
au moins dans le vagin. Il faudra pousser le liquide de l'injection avec bien des précautions, afin qu'il ne pénètre pas par les
trompes dans la cavité péritonéale.

4° L'AVORTEMENT N'EST PAS SÛR.

C'est le cas d'une femme qui perd, qui a des douleurs et qui
ignore si elle est enceinte : est-ce une fausse couche? sont-ce des
règles tardives? Dans ce cas douteux, la première chose qu'un
médecin doit faire est de ne pas nuire. Si la perte est considérable, nous la modérerons ; si la femme souffre dans le ventre,
nous calmerons ses douleurs : de cette façon, nous ne serons jamais)nuisibles ni à la femme, ni à la grossesse. En effet, si c'est
un avortement qui doit se faire quand même, il s'effectuera;
notre médication n'a qu'une action momentanée, et d'ailleurs
nous savons que les membranes étant intactes, le fœtus mort

peut séjourner indéfiniment dans le sein de sa mère, sans que sa présence lui soit préjudiciable. Si c'est un avortement susceptible d'être arrêté, nous aurons contribué au succès par nos soins. La conduite à tenir se résume donc ainsi : dans les cas douteux, il faut toujours se comporter comme si l'on était en présence d'un avortement certain, qui n'est pas consommé et qu'on peut arrêter ; alors on combattra la cause, on arrêtera l'hémorrhagie, on enrayera les contractions.

Le traitement de la fausse couche, ainsi établi pour ces quatre cas types, comprend toutes les questions et les solutions relatives à ce problème, car, quelle que soit la position dans laquelle le médecin pourra se trouver, elle rentrera toujours dans un des cas que nous avons supposés, et il sera en mesure d'y remédier.

Traitement des suites de la fausse couche.

Les accidents qui compliquent la puerpéralité sont plus rares après l'avortement qu'après l'accouchement. Toutefois, comme les phénomènes qui suivent la fausse couche sont identiques, mais en miniature, à ceux qui suivent l'accouchement à terme, la femme qui vient d'avorter devra prendre les mêmes précautions, se conformer au même hygiène et au même traitement que la femme en couches proprement dite.

CHAPITRE II

DE L'AVORTEMENT

AU POINT DE VUE OBSTÉTRICAL, OU ÉTUDE
DE L'AVORTEMENT PROVOQUÉ

Définition.

On donne le nom impropre d'*avortement provoqué* à l'*avortement procuré*, c'est-à-dire à l'expulsion de l'œuf humain, déterminé par des moyens artificiels, avant l'époque de la viabilité réelle du fœtus.

L'avortement provoqué et l'accouchement prématuré artificiel sont deux opérations essentiellement distinctes. Elles sont si différentes, que l'une entraîne la certitude d'amener un fœtus mort; l'autre, la certitude ou tout au moins l'espérance fondée d'extraire un enfant vivant. Si on les confond quelquefois dans le langage, c'est que toutes deux procurent l'expulsion prématurée de l'œuf, que les indications sur lesquelles elles reposent se rapprochent beaucoup, et que les procédés opératoires en usage se confondent dans les deux cas. La viabilité du fœtus est donc le grand point qui distingue l'avortement procuré de l'accouchement prématuré artificiel : avant sept mois révolus, l'expulsion artificielle du fœtus est un *avortement provoqué*; après cette époque, c'est un *accouchement prématuré*. D'après ces considérations, on comprend combien il est difficile, en faisant la monographie de l'un, de ne pas empiéter sur l'histoire de l'autre ; j'éviterai autant que possible cet écueil, n'ayant l'intention de traiter ici que la question de l'avortement provoqué.

Avant d'énumérer les conditions dans lesquelles l'homme de

l'art est autorisé à procurer l'avortement chez une femme grosse, et les moyens que la science met à sa disposition pour atteindre ce but, je devrais établir la légalité de cette opération, et démontrer comment l'avortement procuré par le médecin, dans un but louable et moral, ne saurait être assimilé à l'avortement provoqué par des coupables, dans des intentions purement criminelles. Mais, comme dans le cadre de mon travail, j'ai consacré un chapitre à la jurisprudence relative à l'avortement, je me réserve de justifier en cet endroit la légalité de l'avortement procuré dans certaines circonstances, et de montrer en outre comment la morale et la religion ne s'opposent nullement à cette opération, ainsi que le croient à tort certains prêtres, qui, n'ayant pas approfondi ce sujet spécial, sont trop rigoureux dans leur jugement sur cette question. Admettons donc comme prouvé, que la loi et la religion ne condamnent pas dans tous les cas l'avortement procuré, et examinons les conditions dans lesquelles la science conseille cette opération, les procédés auxquels il convient de recourir.

Circonstances dans lesquelles l'avortement est conseillé par la science.

Si, dans certaines circonstances, la loi ne condamne pas l'avortement procuré par le médecin, celui-ci ne doit pas cependant se croire toujours à l'abri de la répression, et abuser de la latitude qui lui est donnée. Cette tolérance de la loi ne saurait être admise que pour des cas extrêmes, que le législateur a laissé aux maîtres de l'art le soin de déterminer. Nous devons donc rechercher les conditions dans lesquelles il y a intérêt majeur, même nécessité pour la vie de la femme, à ce que sa grossesse soit entravée dans sa marche. Il importe de préciser d'autant plus strictement les indications qui autorisent cette opération, qu'entre l'avortement procuré dans des intentions louables et celui provoqué dans un but criminel, il n'y a qu'un pas, mais ce pas est l'abîme profond qui sépare le bien du mal.

1° Les *rétrécissements extrêmes* du bassin, ceux dans lesquels le diamètre antéro-postérieur mesure moins de 6 centimètres et demi, sont des indications formelles à l'avortement provoqué. Cette opération, en effet, sauve la mère, tandis que si on laisse la grossesse se poursuivre, de toutes façons on aura un enfant mort, et les manœuvres qui deviendront nécessaires pour son extraction (cœphalotripsie, opération césarienne) compromettront gravement l'existence de la femme.

2° Les *tumeurs* de toute nature qui occupent les parties molles de l'excavation, que l'on ne peut déplacer ou enlever, et qui par leur volume constituent un obstacle insurmontable au passage du fœtus viable, sont encore des conditions qui de rigueur ordonnent l'avortement provoqué.

3° Les *hémorrhagies utérines*, qui mettent en danger les jours de la femme et dont aucun moyen rationnel n'a pu triompher, trouvent dans l'évacuation de la matrice, déterminée par l'art, un procédé presque infaillible de les arrêter. Ce moyen, du reste, est dicté par la nature, qui l'emploie le plus souvent quand on la livre à ses propres efforts.

4° L'*hydropisie excessive de l'amnios*, coïncidant surtout avec l'ascite et menaçant la femme de suffocation ; les *déplacements irréductibles de la matrice*, le *rétrécissement du vagin* sont autant de conditions qui autorisent l'accoucheur à procurer l'avortement.

Quant aux *vomissements incoercibles* et aux accidents nerveux, qui ont leur source dans la grossesse, l'avortement les fait bien cesser ; mais, en vérité, ce n'est que comme ressource extrême, lorsque la femme est sérieusement compromise, que nous osons conseiller de le provoquer. Enfin, contrairement à l'opinion de quelques auteurs, jamais je n'oserai déterminer l'avortement dans le cours d'une maladie aiguë, sous prétexte d'amender celle-ci ; car, d'une part, la science n'a pas encore admis cette opinion comme une vérité incontestable, et, d'ailleurs, je craindrais de compliquer la maladie par les conditions de la puerpéralité.

Nous pouvons condenser dans un précepte tous les éléments de la question que nous étudions en ce moment : toutes les fois que la grossesse, soit par elle-même, soit par le concours d'autres circonstances, est pour la femme une cause de mort plus ou moins prochaine, et que l'accouchement prématuré est insuffisant pour écarter les dangers, on est autorisé à procurer l'avortement.

Procédés opératoires pour procurer l'avortement.

Dans les circonstances bien définies et heureusement fort rares, où le médecin est appelé à déterminer l'expulsion d'un produit de conception, avant même l'époque où la loi reconnaît l'enfant viable, un certain nombre de procédés opératoires s'offrent à lui. Ces procédés, comme on le présume, sont identiques à ceux que l'art emploie pour procurer l'accouchement prématuré artificiel ; toutefois, comme la contractilité, l'irritabilité et toutes les autres propriétés de la matrice sont d'autant moins prononcées, que la transformation musculaire de cet organe est moins complète, ou, en d'autres termes, que la grossesse est moins avancée, on conçoit comment certains moyens, qui déterminent l'accouchement avant terme, pourront ne pas avoir assez d'énergie pour éveiller la contractilité d'un organe qui n'a pas encore la plénitude de ses propriétés. Aussi, le nombre des procédés pour faire avorter est-il plus restreint que celui des moyens, dont l'art dispose, pour procurer l'accouchement avant terme.

Ces divers procédés se confondent quant au but qu'ils atteignent plus ou moins sûrement, mais ils diffèrent par la manière suivant laquelle ils amènent la sortie de l'avorton : à ce point de vue, nous pouvons les diviser en trois grandes classes.

Première classe. — Cette classe comprend tous les moyens qui, en agissant d'abord sur l'état général, ont pour effet secondaire de produire des contractions utérines ; elle renferme aussi la série des petits moyens, le plus souvent illusoires, qui sont préconisés par les herboristes et les sages-femmes. Le médecin doit rejeter, dans la pratique de l'avortement provoqué, l'usage des drastiques et des vomitifs qui n'aboutissent à rien, les bains excitants qui jamais n'ont causé l'avortement, la saignée, bonne tout au plus à trahir les coupables par les traces qu'elle laisse, les emménagogues si vantés jadis et qui sont si dangereux ; enfin l'ergot de seigle lui-même, qui, seul, dans la première moitié de la grossesse, est impuissant pour éveiller la contractilité de l'utérus, et n'est utile, dans l'avortement provoqué, que pour hâter les résultats de manœuvres directes. Pour le moment, je me contente d'émettre cette proposition, me réservant de la justifier amplement, lorsque, dans le chapitre consacré à l'avortement criminel, je ferai l'histoire des breuvages et des médicaments réputés bien à tort abortifs.

Deuxième classe. — Dans cette classe se rangent tous les procédés qui agissent directement sur le col de l'utérus, et par sympathie sur la matrice. Au premier rang est le procédé de Kiwisch, qui a conquis le suffrage du monde savant, au moins pour procurer l'accouchement prématuré, et qui consiste en douches d'eau tiède projetées contre le col utérin, et celui de Kluge, dans lequel on dilate primitivement le col avec l'éponge préparée ; nous reviendrons en détail sur chacun de ces deux procédés. — M. Schaller (de Berlin), considérant que, dans les hémorrhagies graves, le tamponnement du vagin augmente les contractions et fait progresser le travail, a préconisé l'emploi du tampon pour susciter des contractions prématurées dans l'utérus. L'expérience n'a pas sanctionné pleinement cette vue de l'auteur ; ce moyen est infidèle, car, si dans les hémorrhagies graves les contractions se réveillent quand on applique le tampon, il faut reporter la cause de ce phénomène surtout au sang coagulé agissant comme corps étranger. Ainsi, on n'aura pas recours au tampon pour faire avorter. — La titillation du col, à l'aide de un ou de deux doigts introduits dans le vagin, est un moyen inefficace, complétement abandonné — M. Cohen (de Hambourg), ayant vu des contractions se manifester quand on faisait le traitement goudronné aux femmes atteintes des maladies de matrice chroniques et très-rebelles, conseille des injections de soixante à quatre-vingts grammes d'eau de goudron dans l'intérieur même de l'utérus, pour déclarer prématurément un travail expulsif. La science n'a pas encore examiné toute la valeur de ce procédé abortif ; je pense que, s'il produit des résultats, il faut les attribuer à l'action mécanique de l'injection aqueuse, et non au goudron lui-même — Enfin, M. Tarnier, professeur agrégé à la Faculté de Paris, a inventé un nouvel instrument, excellent pour faire accoucher prématurément, et que l'on pourrait très-bien employer pour faire avorter pendant les cinquième, sixième et septième mois.

Troisième classe. — A cette classe se rapportent toutes les manœuvres qui altèrent ou tuent l'œuf primitivement : celui-ci,
devenu corps étranger dans l'économie, détermine des contractions qui l'expulsent ; ces diverses opérations sont la perforation
des membranes et le décollement de l'œuf.

Après avoir ainsi classé tous les moyens proposés pour faire
avorter, et avoir apprécié la valeur de quelques-uns, utiles à
connaître, seulement comme historique de la science, je vais décrire avec plus de soin ceux qui ont une véritable importance,
et les seuls auxquels le chirurgien a recours, quand son savoir
et sa conscience s'accordent pour lui ordonner de procurer l'avortement.

Lorsqu'en 1827, on soumit à l'Académie de médecine la question de l'avortement provoqué, cette proposition fut considérée
comme inconvenante ; mais avec les années, et grâce aux efforts de
plusieurs de nos maîtres, cette pratique, venue de l'Angleterre,
trouva des partisans, et, en 1850, l'Académie, reprenant ce sujet,
sans donner son approbation formelle, laissa à la conscience de
chacun d'agir comme il le juge nécessaire.

Dans son intérêt, le médecin ne doit jamais se décider à pratiquer cette opération sans s'éclairer de l'avis de confrères, et
sans même, au besoin, en informer le procureur impérial, de
peur que des familles mal pensantes, ou la police même, ne viennent lui intenter des actions judiciaires.

PROCÉDÉ PAR LA PERFORATION DES MEMBRANES

La perforation des membranes, même pratiquée légalement
par un homme qui s'y entend, est une méthode dangereuse
pour faire avorter les femmes. Elle procure, sans doute, infailliblement la fausse couche, mais, en enlevant à l'œuf la possibi-
lité de sortie intact, elle a le grave inconvénient de rendre la
délivrance plus difficile, et d'exposer aux accidents sérieux qui
accompagnent la rétention du placenta. De plus, les membranes
une fois rompues, l'utérus n'entre pas tout de suite en contractions, et l'expulsion du produit de conception met plusieurs
jours pour être complète. Si, à tous ces motifs, nous ajoutons
que, dans certains cas, on est exposé à léser les organes maternels, on comprendra comment la ponction de l'œuf seul est

fort peu employée en France, lorsqu'on se propose de faire avorter les femmes.

Ce procédé, le plus sûr et le plus simple, a dû tout d'abord se présenter à l'esprit, aussi est-ce celui qu'a employé Macauley, lorsque, le premier, il mit en pratique les conseils donnés en 1756 par les médecins les plus célèbres de Londres sur l'accouchement prématuré. Ce fut aussi le procédé antique dont faisaient usage les dames grecques, et plus tard les dames romaines, surtout à l'époque de la décadence, plus flattées d'avoir un ventre sans rides que de mettre au monde des enfants. De nos jours encore, ce moyen est employé dans certaines contrées, où l'avortement n'est pas un crime aux yeux de la loi ; enfin, parmi nous, on voit de temps en temps paraître sur les bancs de la cour d'assises des créatures méprisables, prévenues d'avoir détruit des germes à l'aide de ce procédé.

Voici comment on le met en pratique : La femme est couchée sur le bord d'un lit, les cuisses écartées, position commune à la plupart des opérations obstétricales : à l'aide de un ou de deux doigts de la main gauche, on cherche le col utérin ; tenant d'autre part l'instrument perforateur de la main droite, on l'introduit à travers l'orifice, et on perce directement les frêles enveloppes de l'œuf. L'opération est rendue plus commode par le secours d'un spéculum, qui éclaire la voie et qui sert à diriger l'instrument ; il y a aussi moins de danger de léser les organes maternels, accident auquel s'exposent les sages-femmes ignorantes, qui, dans un but criminel, sans connaissances et sans précautions, provoquent l'avortement avec des instruments grossiers, qui varient, depuis une tringle de rideau jusqu'à une broche à volaille. Je n'insiste pas sur l'instrument que l'homme de l'art doit employer : toute tige mince, assez recourbée pour s'accommoder à l'axe pelvien, assez longue pour atteindre facilement le col, et suffisamment piquante, convient parfaitement, sans avoir besoin de recourir à la sonde à dard et à des instruments spéciaux. Quant au point de l'œuf où il est préférable de faire pénétrer l'instrument, comme on fait le sacrifice du fœtus, qui n'est pas viable, il est inutile de se préoccuper de ses intérêts, on ponctionne donc l'œuf directement en bas, au lieu de perforer les membranes le plus haut possible, comme dans l'accouchement prématuré artificiel, par le procédé de Meisner (de Leipzig).

L'écoulement partiel ou complet du liquide amniotique n'est pas immédiatement suivi des contractions utérines ; ce n'est quelquefois qu'après deux ou trois jours que la matrice, irritée de son contact avec les débris de l'œuf, devenu corps étranger, commence à entrer en action. La dilatation elle-même marche très-lentement, car le col épais n'a pas encore subi les modifications qu'il n'éprouve que dans la dernière quinzaine du neuvième mois ; aussi, faut-il encore un ou plusieurs jours pour que l'ouverture soit suffisante pour livrer passage à l'avorton et à ses annexes.

En résumé : la ponction de l'œuf est une opération qui détermine sûrement la fausse couche, mais lentement et non sans dangers.

MÉTHODE PAR DILATATION.

La procédé d'avortement par la ponction de l'œuf, offrant de grands inconvénients, par suite de l'expulsion difficile du placenta et des dangers sérieux auxquels expose la rétention prolongée du délivre, Kluge, le premier, eut l'idée de solliciter les contractions utérines, en maintenant dans l'intérieur du col de la matrice un corps étranger qui pût à la fois agir comme irritant et comme dilatateur, sans intéresser l'œuf. Un des meilleurs agents de dilatation est encore celui qu'adopta l'auteur de la méthode : c'est un cône d'éponge préparée à la ficelle, de la longueur et de la grosseur du pouce, et dont la base est traversée par deux fils disposés en croix, longs de 30 centimètres, destinés à donner une prise solide sur lui. L'application de ce petit appareil est beaucoup plus simple à décrire qu'à mettre en pratique ; voici, du reste, la manière de procéder : Quelque temps à l'avance, on prépare la femme à l'opération à l'aide d'injections émollientes répétées ; au jour fixé, après avoir vidé la vessie et le rectum, on fait coucher la malade sur le bord d'un lit, les cuisses écartées, les pieds reposant sur deux chaises. L'opérateur, avec un ou plusieurs doigts de la main gauche, cherche la position du col qu'il ramène vers la ligne médiane dans le cas où il serait dévié ; à l'aide d'une longue pince à tamponnement, sa main droite saisit par la base le cône d'éponge préparée, et glissant celui-ci sur le doigt conducteur, il introduit son sommet dans l'orifice utérin (ce qui n'est pas toujours aisé). Il pousse lentement pendant quatre ou cinq minutes l'éponge préparée qui s'engage dans le col, et, pour la maintenir en place, il dispose dans le vagin une grosse éponge humide ou de la charpie enduite de cérat ; enfin, une compresse longuette et un bandage en T maintiennent ce petit appareil.

Je dois mentionner quelques considérations pratiques qui rendent l'application de l'éponge dilatatrice plus facile pour l'opérateur, plus supportable pour la femme. L'indicateur de la main gauche suffit en général pour diriger la manœuvre ; toutefois, pour plus de commodité, les accoucheurs préfèrent s'aider du spéculum pour porter le cône d'éponge préparée dans le col. Pour faciliter encore l'introduction de l'éponge préparée dans l'orifice utérin, on peut mettre au centre du cône un corps rigide comme une baleine. Enfin Cazeaux, pour éviter les angoisses que détermine chez certaines femmes le tamponnement prolongé, a imaginé un appareil ingénieux qui maintient l'éponge en place, sans avoir besoin de recourir au tampon. Cet instrument se compose : 1° d'une ceinture hypogastrique à la partie antérieure et médiane de laquelle est une tige métallique dirigée en bas, maintenue par une vis de pression qui permet de l'élever ou de l'abaisser, recourbée en U inférieurement et creusée dans ce point, au-dessous de la vulve, en forme de canule ; 2° d'une tige en baleine, longue de vingt centimètres, dont une extrémité maintient le cône d'éponge préparée, et dont l'autre extrémité libre entre dans la canule. L'éponge est ainsi fixée dans le col, et si on élève la tige prépubienne, le cône fera effort pour pénétrer.

Le mode d'action de l'éponge préparée est fort simple. Après sept, huit, quinze heures ou davantage, le mucus sécrété par la face interne du col et la partie supérieure du vagin imbibe l'éponge préparée qui se distend et amène un commencement de dilatation dans le col ; l'irritation se propage, et sympathiquement les fibres du corps entrent en contraction. Si après vingt-quatre heures les douleurs étaient peu marquées et la dilatation insuffisante, il faudrait réappliquer un cône d'éponge plus volumineux cette fois. En renouvelant cette opération, s'il est nécessaire, on finira par vaincre la résistance d'un col épais, non encore modifié par la grossesse, et par déterminer un travail expulsif.

Au total, la méthode de Kluge procure presque infailliblement la fausse couche, et elle a l'avantage de conserver l'œuf intact; mais elle est souvent difficile à mettre en pratique, elle éveille avec lenteur les premières contractions, l'expulsion est elle-même longue; enfin, elle peut causer une irritation locale du vagin et au moins un ténesme très-incommode pour les femmes.

MÉTHODE PAR EXCITATION OU DOUCHES UTÉRINES.

Cazeaux, dans la sixième édition de son remarquable traité de l'art des accouchements, s'exprime ainsi : « Je ne crois pas que les injections de Kiwisch aient été pratiquées dans le but de procurer l'avortement, mais tout porte à croire qu'elles pourraient l'être utilement. » Je ne sais si depuis cette époque un praticien a eu recours aux douches utérines, dans un but louable, pour déterminer l'avortement, mais il est positif que depuis quelques années les coupables, indignes d'une profession qu'ils avilissent, semblent avoir donné la préférence pour faire avorter à ce procédé, qui, bien appliqué et dans les circonstances ordinaires, ne laisse pas de traces matérielles du crime. D'après les résultats obtenus entre les mains criminelles, nous pouvons donc affirmer que le procédé de Kiwisch, qui convient si bien pour l'accouchement prématuré artificiel, est un excitant assez puissant pour faire entrer l'utérus en contraction dans les premiers mois de la grossesse. A ce titre, je dois le mentionner dans cette monographie.

Ce procédé est d'un emploi si facile, il détermine un résultat si grave, qu'en vérité il y a conscience à ne pas trop le livrer à la publicité. Il consiste à projeter sur le col utérin des douches d'eau tiède. D'ailleurs, la manière de procéder à l'opération est fort simple. On fait mettre la femme sur le bord d'un lit, un morceau de taffetas sous le siége et un seau pour recueillir l'eau qui s'écoulera des parties sexuelles. Au moyen d'un grand irrigateur, dont la canule est maintenue devant le col à l'aide de l'index de la main gauche qui sert de conducteur, on entretient pendant dix ou quinze minutes un courant d'eau à 40° centigrades environ. Il ne faut pas employer des jets trop violents et surtout saccadés, il est préférable de graduer la force du courant, de l'augmenter insensiblement et de ne pas dépasser une limite convenable. Ces injections doivent être répétées trois ou quatre fois par jour ; toutefois, il faut les renouveler plus souvent, si, pour un motif quelconque, il y a intérêt à obtenir un prompt résultat. Le nombre des douches, qui est nécessaire pour mettre en évidence les propriétés de la matrice, est du reste très-variable, à cause des nuances infinies que présente l'irritabilité du tissu utérin : chez quelques femmes, les contractions s'éveillent dès la première injection (le fait est rare); chez d'autres, on les continue huit jours sans succès ; il faut alors y renoncer et recourir à un autre procédé, soit à l'éponge préparée, soit à l'appareil de M. Tarnier, que nous allons indiquer plus loin. En moyenne, cinq à dix douches suffisent, et si, comme nous le verrons dans le chapitre de l'avortement criminel, les coupables atteignent plus promptement leur but (souvent dès la première douche), c'est qu'au lieu de se contenter d'injecter l'eau sur le col, ils poussent ce liquide dans l'intérieur de la matrice, et celui-ci détruit directement toutes les adhérences de l'œuf à l'utérus.

En résumé, le procédé de Kiwisch, préconisé pour l'accouchement prématuré artificiel, est un moyen simple et commode pour faire avorter ; l'accoucheur peut à son gré, en rapprochant les séances ou en les prolongeant, augmenter l'action de ces douches, qui ordinairement ne déterminent pas d'accidents fâcheux pour les femmes. Mais on peut objecter que dans certains cas il ne donne aucun résultat, que toujours il produit lentement son effet et met plusieurs jours à éveiller les contractions, enfin, qu'il n'offre pas infailliblement une innocuité aussi complète qu'on le suppose, car il a causé la mort chez des femmes dont l'utérus offrait un degré de mollesse extrême.

MÉTHODE PAR DÉCOLLEMENT DES MEMBRANES.

Hamilton, d'Édimbourg, a préconisé un procédé pour faire accoucher prématurément, et qui peut également être employé pour faire avorter : il consiste à introduire un doigt aussi haut que possible au-dessus de l'orifice interne, et à détruire les faibles adhérences qui unissent la surface externe des membranes à la face interne de la matrice. Le décollement de la portion inférieure des membranes, par ce procédé, n'est pas toujours commode ; souvent, dans le cas de rétrécissement du bassin, le doigt ne peut pas atteindre l'utérus trop élevé ; d'autre part, chez les primipares, l'orifice interne fermé ne permet pas l'introduction du doigt. Pour remédier à ces inconvénients, on a proposé de décoller le segment inférieur des membranes avec une sonde en gomme élastique : c'est le moyen auquel eurent recours, une fois entre autres, MM. Dubois et Trousseau pour procurer l'avortement chez une femme, dont l'existence était gravement compromise par des vomissements incoercibles ; c'est encore un procédé employé par quelques sages-femmes criminelles.

Ce procédé éveille les contractions utérines, non pas tant à cause du décollement de la partie inférieure de l'œuf, que par l'excitation produite sur le col par le doigt ou la sonde. Les résultats qu'il détermine sont très-souvent nuls, et les contractions utérines sont généralement très-lentes à se développer.

PROCÉDÉ MIXTE DE M. TARNIER.

Considérant les difficultés qui accompagnent l'application de l'éponge préparée et la lenteur du travail expulsif qu'elle détermine ; frappé par les insuccès et surtout par les dangers graves auxquels exposent les douches utérines, M. Tarnier, qui avait eu à déplorer des accidents à la suite du procédé de Kiwisch, ainsi que M. Depaul et tant d'autres praticiens, d'une adresse et d'un talent qu'on ne peut contester sans faire injure à la science, soumit à l'Académie de médecine, le 4 novembre 1862, un nouveau procédé pour l'accouchement prématuré artificiel. Ce procédé peut convenir également pour faire avorter les femmes, lorsque la grossesse étant déjà assez avancée, l'utérus a un certain volume. Il consiste à introduire au-dessus de l'orifice interne du col, à l'intérieur de la cavité utérine, un tube en caoutchouc dont l'extrémité fermée et à parois amincies peut se dilater en boule, et acquérir le volume d'un œuf de pigeon, quand on y injecte avec une seringue un liquide dont un robinet prévient le reflux.

Pour permettre l'introduction de ce tube mou dans le col, M. Tarnier se sert comme conducteur d'une tige courbe et cannelée, dans laquelle il couche le tube de caoutchouc. L'application de cet instrument est donc très-facile ; il ne cause aucune douleur, ne détermine pas la rupture des membranes, et fait naître rapidement, après deux ou trois heures, des contractions énergiques.

En somme, ce procédé réunit, à lui seul, les avantages de beaucoup d'autres et n'en offre pas les inconvénients. Cet instrument agit en effet de plusieurs manières : il décolle évidemment les membranes dans leur portion inférieure ; il excite la matrice par sa présence et provoque des contractions nettes, franches, régulières ; enfin, en pressant sur le col pendant les contractions, il fait office de la poche des eaux et hâte la dilatation.

Résumé. — Après avoir exposé en détail les diverses méthodes proposées pour faire avorter, je ne puis mieux terminer ce chapitre de l'avortement provoqué qu'en résumant, d'une façon pratique, les procédés auxquels il convient de recourir, selon l'époque de la grossesse où l'on est appelé à opérer.

Lorsqu'il s'agit d'accouchement prématuré artificiel, le précepte est d'opérer le plus tard possible, car les chances de vie pour l'enfant sont d'autant plus sérieuses, que son séjour dans le sein de sa mère aura été plus prolongé ; mais en ce qui concerne l'avortement, les intérêts de la mère doivent passer avant toute autre considération. Aussi, en thèse générale, l'avortement provoqué doit être pratiqué le plus tôt possible, et d'après les notions que nous avons posées dans le chapitre du pronostic, il convient de ne pas opérer du troisième au cinquième mois de la grossesse, époque où la délivrance est rendue dangereuse par la difficulté qu'éprouve le placenta de se dégager.

A partir du cinquième mois, les vraies méthodes pour faire avorter sont le procédé de Kiwisch, celui de Kluge et celui de M. Tarnier. Pendant les quatre premiers mois, il faut autre chose pour susciter des contractions expulsives ; en effet, les douches utérines n'exercent pas une excitation suffisante, l'éponge préparée est excessivement difficile à appliquer, et l'instrument de M. Tarnier ne peut pas être facilement introduit. On essaye toutefois ces divers moyens ; ils échouent le plus souvent ; alors il faut recourir à la ponction de l'œuf ou au décollement des membranes à l'aide d'une sonde en gomme élastique, que l'on promène deux ou trois fois autour de l'œuf, et qui a le grand avantage de permettre à ce dernier de sortir intact.

CHAPITRE III

DE L'AVORTEMENT

AU POINT DE VUE MÉDICO-LÉGAL

Définition.

L'avortement, en médecine légale, dit M. le professeur Tardieu, est l'*expulsion prématurée* et *violemment provoquée* du produit de la conception, indépendamment de toutes les circonstances d'âge, de viabilité et même de formation régulière.

Principe de la nouvelle doctrine du crime d'avortement.

Jusque dans ces dernières années, les médecins légistes les plus distingués, confondant souvent les questions de fœticide, d'infanticide et d'avortement, enseignaient que l'on devait faire sur l'avorton les mêmes recherches que sur un enfant mort par infanticide. De nos jours, appréciant à sa juste valeur le crime d'avortement, et le resserant dans ses limites propres, M. Tardieu a établi une nouvelle doctrine de l'avortement criminel, doctrine adoptée par toutes les personnes qui, à titre d'experts ou de juges, s'occupent de médecine légale. L'éminent doyen de la Faculté de médecine de Paris a démontré que, n'ayant pas à juger une question de fœticide ou d'infanticide, mais simplement un fait d'expulsion violente et prématurée de produit de conception, il était inutile de rechercher si l'avorton avait respiré, s'il était vivant ou mort au moment où des manœuvres abortives ont été employées. Bien plus, la présence du fœtus n'est plus même nécessaire pour que la justice poursuive les coupables, et on l'a vue plus d'une fois condamner en l'absence du corps du délit qui avait été soustrait, lorsque était constant le fait seul de manœuvres abortives, instituées dans des intentions criminelles.

Ce n'est pas que l'examen du produit expulsé soit complétement indifférent, et qu'on soit en droit de le négliger lorsqu'il est possible de le faire ; mais les recherches que l'on instituera sur ce produit seront simplement des auxiliaires de la question principale. Toutes les fois donc que la justice aura saisi le produit expulsé, avant que les coupables aient eu le temps ou la pensée de le soustraire, il conviendra d'en déterminer l'âge, l'état de mort anticipée, la décomposition plus ou moins complète, et surtout il faudra rechercher les traces des lésions qu'auraient pu déterminer des manœuvres abortives. Toutes ces constatations, dans la saine doctrine du crime d'avortement, ne constituent plus désormais le fait capital comme autrefois, mais de simples renseignements secondaires, qui, pour être accessoires, ne manquent pas, dans certains cas, de rendre la vérité plus manifeste.

Fréquence des avortements criminels.

Les chiffres établis, dans les comptes rendus annuels de la justice, fournissent, sur la fréquence absolue des avortements criminels, des indications complétement inexactes, car ils mentionnent seulement les crimes qu'a pu découvrir l'œil vigilant, mais souvent encore en défaut, de la justice humaine. Or, il est constant que la majeure partie des avortements procurés dans un but criminel passent inaperçus, et sont voilés dans l'ombre des consciences coupables et discrètes.

Si le relevé des accusations d'avortements, jugés par les cours d'assises, ne peut nous donner une idée du nombre énorme des fausses couches provoquées dans un but que réprouve la loi et la morale, nous pouvons du moins retirer de ces statistiques quelques données utiles à connaître. En effet, négligeant les chiffres qui fatiguent la mémoire, et notant les faits dont ils sont la signification, seule utile à retenir, nous remarquons que pour la même accusation il y a plusieurs personnes poursuivies, le crime d'avortement ne se commettant d'ordinaire qu'avec l'aide de complices ; et nous observons que le nombre des femmes accusées est bien supérieur à celui des hommes poursuivis, c'est que l'avortement provoqué est une véritable industrie de matrone ou principalement de sages-femmes, dans laquelle viennent s'associer quelques rares médecins indignes d'un titre qu'ils déshonorent, méprisés de confrères qui voudraient les renier.

De l'âge et de la position sociale des personnes qui se font avorter.

Le crime d'avortement est commis le plus souvent par des jeunes filles que l'inexpérience ou l'inconduite a fait tomber dans une première faute, que la honte ou l'effronterie conduit au crime. Les coupables quelquefois sont des veuves, qui, pour sauvegarder leur réputation, détruisent dans leur sein le produit de jouissances illicites. Enfin, mais bien rarement, ce sont des femmes mariées, qui, redoutant les douleurs de l'enfantement à terme, anéantissent leur état de grossesse dès les premiers mois, ou que d'indignes maris abusent au point de les faire avorter souvent à leur insu.

Les filles riches, les femmes mariées dans certaines circonstances que l'on saisit très-bien, et les veuves dans tous les cas, ont grand intérêt à masquer leur état de grossesse et le crime d'avortement qu'elles vont consommer ; aussi, aidées par l'âge, l'expérience ou la fortune, elles prennent les plus minutieuses précautions, et ne confient leur secret qu'à des personnes dont elles connaissent le triste talent et la discrétion : tel est le motif pour lequel les coupables de cette classe échappent souvent à la justice humaine. Quant aux malheureuses filles, de positions intime, qui ont compromis leur honneur par un moment d'abandon, privées de conseils, d'instruction et de fortune, elles s'adressent à de viles créatures qui osent s'engager à rendre par le crime la paix de la conscience. Le marché n'est pas toujours conclu du premier coup, car la rétribution offerte est minime ; ce n'est souvent qu'après avoir conté son malheur à plusieurs sages-femmes qu'elles en rencontrent une enfin assez méprisable pour ne pas craindre d'exposer son propre honneur et d'avilir une noble profession. Toutes ces démarches, sans parler des nombreux accidents qui peuvent compliquer l'avortement provoqué dans de telles conditions , sont des circonstances bien faites pour éveiller les soupçons de la police ; aussi les coupables que la justice poursuit sont-elles le plus souvent de pauvres filles de 18 à 25 ans.

De l'époque de la grossesse à laquelle a lieu le plus souvent l'avortement criminel.

L'époque de la gestation où l'avortement criminel est accompli de préférence s'étend du troisième au cinquième mois de la grossesse, c'est-à-dire l'époque pendant laquelle l'avortement, procuré dans un but louable, est contre-indiqué, car la délivrance offre à ce moment les plus grands dangers. On s'explique cependant comment les choses se passent ainsi : jusqu'à trois mois la femme coupable, n'ayant aucun signe certain d'un état qu'elle redoute, se contente de moyens innocents pour faire revenir ses règles ; après le cinquième mois, elle trouve dans les mouvements de son enfant un frein moral qui l'arrête, et une consolation peut-être pour soutenir son courage éprouvé déjà par plusieurs mois de cruels remords.

Des moyens employés pour procurer l'avortement criminel.

Lorsqu'une malheureuse femme, après avoir entretenu des relations intimes avec un homme dans des conditions illicites, ne voit plus ses règles, lorsque ses seins se sont modifiés, lorsqu'elle a éprouvé tous les troubles sympathiques de la gestation, lorsqu'enfin elle est assurée d'être enceinte, n'ayant pas le courage de sa position, elle nourrit dans son cœur, avec le remords, la pensée d'un crime qu'elle craint d'accomplir. Au moyen d'exercices violents, de marches forcées, ou à l'aide d'autres petits procédés, elle espère faire revenir ses règles tant désirées ; mais la nature inexorable déjoue ses tentatives, et, par l'évolution de phénomènes non trompeurs, elle vient lui donner la certitude de sa position, si elle doutait encore. Elle refuse vainement de comprendre cette sentence, elle hésite toujours.....
Enfin, enhardie par la pensée d'un crime qu'elle croit avoir déjà

en partie consommé, et espérant conserver son honneur en manquant à son devoir, elle se décide à confier son secret à une sage-femme, qui, tout d'abord, lui conseille l'usage de certains médicaments réputés abortifs. Ces nouveaux moyens échouent à leur tour. Alors la position de la femme se caractérisant de jour en jour, la matrone consultée annonce dans un langage expressif qu'une seule ressource subsiste : « *Decrocher l'enfant, puisque rien n'a pu le faire couler.* » La femme coupable se laisse facilement convaincre, et se décide enfin à un parti extrême dont elle redoutait à bon droit les suites.

Je viens à dessein d'esquisser à grands traits le tableau des alternatives par lesquelles passent, le plus souvent, les femmes qu'une première faute pousse au crime d'avortement : il nous montre en effet les moyens dont elles font usage pour se procurer la fausse couche, et l'ordre dans lequel elles les emploient. J'ai maintenant à faire l'étude et à apprécier la valeur de chacun de ces moyens en particulier. Je les examinerai dans l'ordre même où ils sont employés, et tout d'abord je les diviserai en trois séries :

1° *Pratiques abortives;*
2° *Médicaments abortifs;*
3° *Manœuvres directes abortives.*

1° PRATIQUES ABORTIVES.

Nous savons qu'avant de se prêter à des manœuvres directes qu'elles redoutent avec raison et qu'elles espèrent en vain pouvoir éviter, les femmes qui veulent se faire avorter emploient de leur chef, ou sur l'avis d'un complice, certains petits moyens auxquels dans le monde on attribue, bien à tort, des propriétés réellement abortives. Ils consistent en :

Émissions sanguines locales ou générales;
Pédiluves, manuluves, grands bains, bains de siége;
Exercices forcés, fatigues;
Coups, chutes, constriction de la taille à l'aide de corsets.

Émissions sanguines. — La saignée générale ou même les applications de sangsues près de la vulve ne peuvent causer l'avortement que dans des cas particuliers, lorsqu'il existe déjà chez la femme une prédisposition manifeste à cet accident. Bien plus, nous avons vu que chez les femmes robustes, à tempérament sanguin, des saignées répétées aux époques menstruelles supprimées étaient le plus sûr moyen de prévenir la fausse couche. Ainsi, en thèse générale, contrairement à l'opinion du public, les émissions sanguines ne procurent pas l'avortement. Cependant, au moins pour éclairer le fait de préméditation, l'expert devra toujours noter avec soin l'existence de cicatrices plus ou moins récentes ayant succédé à des piqûres de lancette ou de sangsues, leur nombre, la région du corps où elles se trouvent, et il appréciera devant le tribunal les motifs allégués par les coupables pour justifier ces saignées.

Bains. — Je ne connais pas, dit M. le professeur Tardieu, un seul fait qui autorise à croire que l'avortement puisse en être la conséquence directe. Et encore ici, comme à propos des émissions sanguines, nous noterons que les bains généraux sont des sédatifs très-utiles chez les femmes nerveuses, dont l'utérus très-irritable est toujours prêt à réagir sur le produit qu'il renferme dans sa cavité ; que les bains de mer surtout constituent un moyen prophylactique de la fausse couche excellent chez les femmes lymphatiques ; que même les injections locales et les bains de siége ont un effet salutaire chez les femmes que Gardien considère comme prédisposées à la fausse couche, à cause du défaut de tonicité et de la laxité trop grande de la partie inférieure de la matrice.

En somme, les bains ne font pas avorter ; toutefois, l'expert ne doit pas ignorer que les personnes qui font l'indigne commerce de détruire les germes, les conseillent avant et après les manœuvres directes, pour assurer et hâter le résultat de ces dernières.

Exercices violents, — *marches forcées.* — Assurément, toutes les fatigues physiques peuvent procurer l'avortement lorsqu'elles sont portées à l'excès ; encore, dans la majorité des cas, elles n'ont un tel résultat qu'autant qu'il existe déjà chez la femme une prédisposition à la fausse couche ; en effet, à côté de femmes qui avortent au moindre effort musculaire, on en voit d'autres supporter les fatigues excessives et les privations de tout genre d'un voyage long et périlleux, sans que leur grossesse soit entravée dans son cours. Si les marches forcées ne font pas avorter ordinairement, les sages-femmes les ordonnent pour préparer, et surtout pour favoriser l'action des manœuvres abortives. Aussi, à peine ont-elles accompli le crime, par des moyens directs, qu'elles prescrivent à leur victime une longue promenade, dans le but de susciter des contractions utérines, d'éloigner d'elles tout soupçon, et de pouvoir imputer à ce simple exercice musculaire forcé la cause de l'avortement, si elles tombent dans les mains de la justice.

Chutes, — *coups.* — Nous avons vu, dans le chapitre de l'étiologie générale de l'avortement, que ces circonstances accidentelles peuvent à elles seules procurer la fausse couche, sans qu'il y ait chez la femme une prédisposition à l'avortement ; toutefois, si cette prédisposition existe, la femme est bien autrement exposée. On connaît mille femmes qui, à la moindre chute, avortent ; par contre, on en cite d'autres qui sont renversées de voiture ou qui éprouvent les secousses physiques les plus violentes sans que la marche de leur grossesse soit modifiée. Pour ma part, je connais une dame qui, dans un accès de folie, étant grossse de cinq mois, s'est précipitée d'un second étage dans la rue ; par bonheur pour elle, cette dame est tombée sur l'épaule d'un porteur d'eau assis en ce moment sous ses fenêtres, et elle en a été quitte pour quelques dents brisées. Dans le cas où les femmes se causent volontairement des violences, celles-ci ne sont pas en général poussées assez loin pour atteindre le but vers lequel elles sont dirigées ; elles constituent alors des indices de tentatives qui peuvent mettre sur la voie d'autres moyens, et qu'en conséquence il ne faut pas négliger.

En résumé, toutes ces pratiques, à elles seules, ne peuvent pas, en général, procurer l'avortement ; elles n'atteignent ce but qu'autant qu'il y a chez le sujet une prédisposition spéciale à la fausse couche ; toutefois, il importe à l'expert de bien les connaître, car elles servent d'auxiliaire et de voile à des manœuvres plus directes.

2º MÉDICAMENTS RÉPUTÉS ABORTIFS.

Le génie scrutateur du mal a cru trouver, dans une foule de simples, des qualités spéciales abortives ; aussi, dans un but criminel, on a employé mille plantes variées : la scille, la mélisse, la matricaire, l'absinthe, l'armoise, le safran, etc., etc. Ces substances, traitées par infusion ou par décoction, servent à la confection de certains breuvages dont chaque matrone, chaque maison d'accouchements suspecte, possède une recette spéciale. Nous n'avons pas à nous arrêter sur l'action heureusement très-innocente de ces plantes, et posons en loi : Jamais ces substances n'ont procuré la fausse couche.

Bien des personnes espèrent trouver dans les vomitifs et les purgatifs répétés, un moyen de se débarrasser d'une position qui les gêne. Mais rarement elles obtiennent un semblable effet ; et, à moins de la coïncidence d'une prédisposition bien marquée, les efforts musculaires pendant les vomissements et le ténesme anal, qui accompagne l'usage des drastiques, sont impuissants pour produire un résultat aussi désastreux. Les médecins ne doivent donc pas redouter une médication active, quand il s'agit de juguler une maladie chez une femme grosse.

Certains poisons énergiques, tels que les cantharides et l'acide arsénieux, en portant dans l'organisme une perturbation soudaine et profonde, déterminent la mort et quelquefois l'expulsion prématurée du produit de la conception chez les femmes enceintes.

A part toutes ces substances, qui, pour l'homme instruit, n'ont aucune action directe sur la matrice, il en est d'autres qui semblent exercer une action plus spécifique sur la fibre utérine. La science, du reste, n'est pas encore très-bien fixée sur ce point, et l'action spéciale de quelques-unes de ces substances, réputées abortives, est loin d'être complétement démontrée. Ces substances sont l'if, la rue, la sabine et l'ergot de seigle. Nous allons étudier et apprécier l'action de chacune d'elles en particulier.

If (taxus baccata. — Conifères). — Le suc des feuilles d'if, dans les circonstances bien rares où il a été employé par les femmes enceintes, dans un but criminel, a déterminé la mort sans procurer l'avortement. Les expériences instituées sur les femelles d'animaux ont conduit au même résultat. Toutefois, on a observé, dans un cas, un léger suintement par la vulve, quelques heures avant la mort de l'animal. De ces faits, on doit conclure que l'if est, avant tout, un poison, et que s'il jouit de propriétés emménagogues et abortives, ce qui est contestable, celles-ci sont fort secondaires.

Sabine (juniperus sabina. — Conifères). — Les préjugés sur cette plante sont tels, qu'au rapport de Mauriceau, une femme qui avorta, après avoir fait une violente chute, après avoir éprouvé de sérieuses émotions morales, et après avoir marché dans un jardin sur un plant de sabine, attribuait l'accident à cette seule cause, ne tenant aucun compte des deux premières. La sabine n'est pas, à beaucoup près, aussi active, et, sans chercher à indiquer la dose à laquelle elle produit de l'effet, quantité qui varie avec tous les cas, je dirai seulement que M. le professeur Tardieu rapporte le fait d'une femme enceinte de deux mois et demi qui prit, pendant plusieurs jours consécutifs, de 10 à 40 gouttes d'essence de sabine sans obtenir de résultat sensible.

Pour bien apprécier la valeur abortive d'une substance, il faut, ainsi que l'a fait Orfila, corroborer par l'expérimentation les données fournies par les affaires criminelles. On constate, en procédant de cette façon, que les effets produits par la sabine diffèrent peu des symptômes de l'empoisonnement aigu : nausées, vomissements, douleurs violentes d'estomac et d'entrailles, abattement profond alternant avec des convulsions ; enfin, le désordre allant toujours croissant, l'utérus prend part au trouble général ; il se convulsionne, il se contracte sur le produit qu'il renferme, et il l'expulse hors de sa cavité.

La sabine est un de ces poisons violents qui tuent et font avorter sans laisser de traces caractéristiques de leur action. — Aussi, dans une expertise médico-légale, ne trouve-t-on à l'autopsie qu'une vive inflammation des voies digestives, sans rien de spécial. L'analyse chimique est impuissante aussi pour extraire des matières suspectes un produit défini caractéristique de la sabine. De là l'utilité de rechercher la sabine en nature en s'aidant de la loupe, si elle a été ingérée sous forme de poudre, de la distillation, si c'est de l'essence. On apprécie l'odeur, la saveur, la couleur de la matière suspecte, et on la compare avec d'autres produits présumés semblables, mais dont l'origine est certaine. Enfin, comme dernier contrôle, on expérimente sur les animaux.

En somme, la sabine n'est pas un abortif spécial; c'est un poison qui, comme conséquence du désordre très-grave de tout l'organisme, peut faire contracter l'utérus et procurer ainsi l'avortement d'une façon indirecte.

Rue (ruta graveolens. — Rutacées.). — La rue, comme la sabine, est une plante toxique de laquelle font usage les femmes grosses avec des intentions criminelles. Elles l'emploient d'abord, quelquefois et sans aucun profit, en cataplasmes sur le ventre, puis elles avalent des breuvages confectionnés avec le suc exprimé des feuilles, ou avec la décoction tant de ces feuilles que des racines qui sont moins actives. Cette plante, ingérée dans l'économie, agit comme un poison narcotico-âcre et un véritable abortif. Elle cause des douleurs aiguës dans l'estomac et l'intestin, des nausées, une tuméfaction particulière de la langue, de la somnolence, des vertiges, des défaillances et un affaiblissement considérable des mouvements du cœur. Après quelques heures, quarante-huit heures au plus, en vertu d'une action spéciale, et non comme phénomène ultime du désordre général, l'utérus se contracte et expulse le produit de la conception.

L'examen des organes et les recherches chimiques ne conduisent pas à des résultats plus rigoureux que pour la sabine; aussi faut-il suivre la même marche dans les constatations médico-légales et s'efforcer de retrouver la substance en nature.

Ergot de seigle (sphacelia segetum. — Champignons). — Depuis bien longtemps quelques matrones employaient l'ergot de seigle comme remède secret sous le nom de *poudre de matrice*. Desgranges, de Lyon, l'introduisit le premier dans la pratique obstétricale. Il fut abandonné vers la fin du siècle dernier; mais, reconnu bientôt d'une efficacité non douteuse, ce médicament merveilleux rentra en grâce. Dès lors on en réglementa l'emploi et M. Danyau fit à son sujet un excellent mémoire, sur lequel nous allons baser notre opinion.

L'ergot de seigle a une action réellement spécifique sur la matrice : non-seulement il réveille la contractilité de l'utérus, quand, fatigué par un long travail, cet organe semble se reposer avant d'avoir accompli sa tâche ; mais encore il peut l'éveiller, lorsqu'elle n'a pas encore été mise en jeu. Cependant, pour faire naître ainsi des contractions, il faut que la grossesse soit déjà assez avancée, que le tissu musculaire de la matrice soit bien formé. Si la grossesse ne remonte qu'à deux ou trois mois, si les modifications organiques ne sont pas suffisamment opérées, le seigle ergoté ne produit aucun résultat et ne peut causer l'avortement. Cette considération explique comment, dans les épidémies d'ergotisme, on n'a pas noté une fréquence plus grande dans les fausses couches. D'autre part, les statistiques démontrent que les avortements criminels sont bien plus fréquents dans les premiers mois de la grossesse ; aussi sera-ce à tort, dans la plupart des cas, que l'on imputera la fausse couche criminelle à l'ergot de seigle seul ; ce médicament cache le plus souvent l'emploi de quelque autre moyen, dont il hâte les effets. Au reste, l'opinion de M. Danyau est l'expression de l'état actuel de nos connaissances sur ce sujet : « Nous ne pensons pas, dit-il, que le seigle puisse, sans aucun travail commencé, sans impulsion étrangère, sans manœuvre préalable, à lui seul enfin, mettre en jeu les contractions de l'utérus dans la première moitié de la grossesse, qui est celle pendant laquelle le crime d'avortement est le plus souvent commis, mais il peut aider, sinon à la destruction, du moins à l'expulsion du fœtus. »

Le seigle ergoté, même à dose un peu élevée, ne détermine aucun des symptômes d'empoisonnement que produisent la rue et la sabine ; à peine note-t-on une diminution plus ou moins fréquente du pouls : l'action s'en concentre sur l'utérus dont il augmente la contractilité. Dans les expertises médico-légales, il faut rechercher l'ergot en nature à l'aide de la loupe, et recourir au besoin à la chimie qui peut fournir certaines réactions assez précises.

Je ne saurais mieux résumer ce chapitre qu'en en concentrant les données dans un aphorisme : — Les substances réputées abortives et les breuvages qu'elles servent à composer n'ont pas d'action directe sur la matrice, sauf la rue dans une certaine mesure et l'ergot de seigle qui agit dans des circonstances spéciales; mais elles concourent souvent à masquer des manœuvres directes et à en accélérer les effets.

3° MANŒUVRES ABORTIVES DIRECTES.

Les substances abortives ne jouent qu'un rôle apparent et très-secondaire dans la majorité des avortements criminels; les manœuvres directes sont les principaux et, pour ainsi dire, les seuls moyens vraiment actifs actuellement employés par les coupables pour procurer la fausse couche. Elles sont calquées, je dirai plus, elles sont copiées sur les opérations qui se pratiquent pour l'avortement provoqué légalement; aussi n'aurai-je pas à m'étendre beaucoup sur ce sujet que j'ai traité au long dans le chapitre précédent.

Méthode par ponction de l'œuf. — Lorsque la matrice est basse, le col mou et entr'ouvert, on conçoit que, par le toucher vaginal, le doigt armé d'un ongle aigu puisse atteindre et rompre les frêles membranes de l'œuf; c'est dans ces circonstances rares et spéciales que l'on a vu quelquefois des coupables déterminer, à l'aide d'une main seule et sans instruments, la fausse couche chez des femmes abusées. Toutefois, pour perforer les membranes, les sages-femmes ont recours ordinairement à des objets plus ou moins grossiers, dont la possession ne saurait être aussi compromettante que celle d'une sonde à dard. Ces instruments sont aussi simples que variés; tout ce qui est long, mince et piquant semble bon; ainsi des tringles de rideau, des aiguilles à tricoter en fer ou en bois, des plumes d'oie, des broches à volaille, des fuseaux, des sondes d'homme, des stylets, ont tour à tour été employés par les matrones et les sages-femmes de bas étage, qui, ignorant la plupart des connaissances qu'elles devraient avoir, n'ont même pas appris à bien faire le mal.

Méthode par excitation (procédé du professeur Kiwisch). — Le moyen, auquel depuis quelques années les coupables semblent donner la préférence, est celui que l'homme de l'art emploie, dans les cas où la loi permet, où la science conseille, où l'humanité ordonne l'avortement : c'est l'injection d'un liquide faite dans l'intérieur de la matrice ou tout au moins sur le col. Ainsi que nous l'avons mentionné dans le chapitre consacré à l'avortement provoqué, ces injections excitent l'utérus, qui entre en contraction et chasse le produit qu'il renferme.

Méthode par dilatation. — Les praticiens qui veulent, dans un but louable, déterminer l'avortement, ont recours quelquefois à l'éponge préparée, dont l'application est difficile et l'action fort lente ; de même, les vils mercenaires, dans des intentions coupables, n'emploient que bien rarement ce corps et plusieurs autres destinés à dilater l'orifice de l'utérus, et à solliciter ainsi cet organe à l'action.

Méthode par décollement. — Lorsque la grossesse n'est pas très-avancée, on a vu des circonstances dans lesquelles, pour procurer l'avortement, les coupables ont promené une sonde d'homme en gomme élastique entre l'œuf et les membranes. Celles-ci étant décollées dans une certaine étendue, l'utérus entre en contraction et peut d'un coup expulser l'œuf intact.

Des faits qui suivent l'emploi des manœuvres abortives.

Lorsque les coupables sont un peu moins ignorants que d'autres, quand ils ont conscience des dangers matériels auxquel expose le crime qu'ils vont accomplir, ils font placer leur victime sur le bord d'un lit, et s'aident d'un speculum pour diriger convenablement leurs instruments meurtriers. Mais, lorsque ce sont des créatures qui n'ont d'autres connaissances que celles acquises par des crimes déjà consommés, l'ignorance les fait savantes, l'audace les rend effrontées : sans se préoccuper des axes du bassin, de la position et de la direction du col, elles plongent la pointe criminelle à tâtons sous les jupes de leurs tristes clientes, au milieu des parties molles qui constituent leurs organes sexuels.

Les sensations qu'éprouvent les femmes au moment de cette

opération sont très-variables : les unes affirment n'avoir ressenti dans leur vagin qu'une sorte de *farfouillement* sans rien de particulier ; mais presque toutes, au moment tristement solennel de la rupture des membranes, éprouvent une violente douleur dans le bas-ventre ; elles perdent connaissance et ont des attaques de nerfs. L'opération terminée, la femme revenue des justes émotions, compagnes du crime et de la douleur, la matrone lui ordonne de rentrer chez elle immédiatement et à pied ; elle espère que la présence de la victime loin de sa demeure écartera tout soupçon, et que cette marche forcée, en augmentant la perte, accélérera les contractions utérines.

Au moment de la rupture des enveloppes de l'œuf, il s'écoule ordinairement un peu de sang et de liquide amniotique. Les jours suivants, le sang reparaît sous forme de pertes de plus en plus répétées ; enfin, après un temps variable, des douleurs intermittentes surviennent dans l'utérus et l'expulsion de l'œuf s'effectue. D'après les nombreuses observations du maître en cette matière, M. le professeur Tardieu, l'avortement a lieu dans les quatre jours qui suivent l'opération, exceptionnellement au delà de ce terme ; si toutefois on veut fixer des limites extrêmes, on trouve que, dans des cas, la fausse couche s'est opérée cinq heures après la manœuvre, et dans d'autres, onze jours seulement après la rupture des membranes.

Les injections, soit d'eau tiède, soit de liquides composés qui indiquent un raffinement plus grand et l'habitude du crime, déterminent en général plus promptement les contractions utérines et l'expulsion du fœtus. Je ne l'ai pas vue tarder au delà de dix-huit heures, dit M. le professeur Tardieu, et dans deux cas je l'ai vue accomplie en six et huit heures. Au moment de l'injection, les femmes n'éprouvent qu'une douleur très-modérée, souvent même nulle ; et lorsque l'eau pénètre dans la cavité utérine, elles ont la sensation, d'ailleurs peu caractéristique, d'un liquide qui monte dans le corps.

Les membranes sont rompues, le fœtus est expulsé, tout n'est pas terminé, souvent alors commence seulement le danger pour la femme : je veux parler des accidents fréquents et si terribles qui compliquent la délivrance dans la fausse couche. Ailleurs, nous avons signalé les dangers auxquels expose la rétention du

placenta ; je ne reviendrai donc pas sur ce sujet. Mais, en dehors
de cette cause de mort, la femme, qui se procure l'avortement,
a bien d'autres chances pour succomber. D'abord une hémorrhagie foudroyante peut la faire périr très-rapidement ; ensuite,
ce qui arrive fréquemment, si l'instrument dirigé par une main
inhabile a lésé le col utérin, si, perforant les culs-de-sac du
vagin, il a pénétré dans la cavité abdominale ; si enfin il s'est
engagé dans la paroi utérine et qu'il l'ait labourée, il survient
une métro-péritonite d'autant plus grave qu'elle est compliquée
par les conditions de l'état perpétuel, et qui tue la femme en un
ou quatre jours, rarement au delà. Enfin, M. le professeur Tardieu
a signalé un autre genre de mort chez la femme qui se fait avorter : la mort par syncope produite par le saisissement moral qui
accompagne toujours la perpétration du crime, ou l'excès de
douleur causée par une opération souvent mal faite.

En mettant à part tous les accidents qui peuvent suivre immédiatement la fausse couche et qui sont très-graves, souvent mortels, l'avortement provoqué, d'après nos plus éminents maîtres,
laisserait, chez les femmes qui ne succombent pas, une santé dé-
labrée et des affections chroniques des organes génitaux. J'avoue
que sur ce point, sans pouvoir opposer une statistique précise à
cette vue, qui ne s'appuie d'ailleurs sur aucune donnée numérique,
mon opinion n'est pas aussi rigoureuse. Une opération mal faite,
j'en conviens, si elle ne tue pas la femme, pourra bien entretenir
un état inflammatoire lent dans les organes génitaux et tout le
cortége d'une phlegmasie localisée qui dure longtemps, mais
de là aux dégénérescences il y a loin, et je ne saurais croire
que l'avortement, même provoqué, puisse, à lui seul, faire contracter à l'utérus le germe du cancer par exemple, si le sujet n'é-
tait pas prédisposé déjà à cette affection. Je pense plus volontiers
que le germe de ces affections diathésiques existait déjà plus ou
moins développé dans l'utérus avant la fausse couche, et que
l'avortement, simple cause occasionnelle, manifeste et hâte singulièrement l'évolution d'une maladie qui, sans ce coup de fouet,
serait peut-être demeurée à l'état latent toute la vie et aurait
passé inaperçue. En basant mon jugement sur ces considérations,
je ne crois pas que la constatation d'une affection chronique des
organes génitaux, chez une femme soupçonnée d'avortement

ancien, soit un motif suffisant pour que le médecin consulté ose fonder sur elle un jugement qui puisse compromettre l'accusée. L'expert est avant tout l'interprète de la science, le ministre de la vérité, il ne doit jamais hasarder une opinion sur laquelle il aurait quelque doute; toutes ses paroles, surtout lorsqu'elles sont en faveur de l'accusation, doivent être l'expression d'une conviction profonde. Aussi, dans bien des cas, les experts doivent s'abstenir et constater les faits sans les interpréter; leur rôle, qui semble alors négatif, n'est cependant pas tout à fait indifférent; il fournit, à l'appui d'autres circonstances signalées par le ministère public, des renseignements utiles pour la découverte de la vérité.

Conduite des experts dans les recherches et les constatations médico-légales des crimes d'avortement.

Lorsque informée par des dénonciations particulières ou par la rumeur publique, la justice, toujours en éveil, soupçonne une femme de s'être procuré l'avortement par des moyens criminels, avant de frapper, elle invoque la lumière de la science pour vérifier si ses appréhensions sont justement fondées. L'expert qui sera chargé d'éclairer la justice, devra tout d'abord faire, chez les personnes accusées, une perquisition de toutes les substances suspectes qui auraient pu servir à la perpétration du crime; il mettra donc sous scellés, pour les examiner ensuite, les poudres, les feuilles, les liquides et tous les objets variés sur la nature et l'usage desquels il aurait quelque doute. Puis il procédera, sans retard, à l'examen de la femme et à celui du produit expulsé s'il n'a pas été soustrait, mais à simple titre de renseignements secondaires, car, nous devons le répéter, la loi punit l'avortement démontré, même en l'absence du corps du délit.

EXAMEN DE LA FEMME.

Les recherches auxquelles l'expert doit se livrer et les résultats que celles-ci fournissent, varient selon que la femme, ayant survécu aux opérations criminelles, l'époque de l'avortement est récente ou déjà éloignée; ou qu'ayant succombé, les constatations s'exécutent sur son cadavre. Nous allons tracer la marche à suivre dans chacun de ces cas particuliers.

1ᵉʳ CAS. — *La femme est vivante, l'avortement est récent.*

Si l'avortement ne date que de plusieurs heures ou de quelques jours au plus, la femme éprouvant, dans une fausse couche les suites en miniature d'un accouchement à terme, l'expert dévoilera le fait d'avortement en constatant, par l'examen direct des organes génitaux, qu'il y a eu grossesse et délivrance. Toutefois, disons-le, les phénomènes qui constituent les suites de couches ne sont bien marqués et ne peuvent fournir des renseignements utiles qu'autant que l'avortement a été déterminé à une époque de la grossesse suffisamment avancée pour que le produit de conception, déjà assez volumineux, ait pu modifier et distendre les organes maternels. L'expert s'attachera donc à reconnaître si la femme soumise à son observation est récemment accouchée. Ce n'est point ici le lieu de parler des phénomènes qui constituent les suites de l'accouchement, et qui permettent de reconnaître qu'une femme est accouchée depuis peu de temps : cette étude rentre dans l'histoire générale de l'art obstétrical aussi dois-je m'en tenir à l'énumération, sans commentaires, de ces phénomènes : écoulement lochial; contusion, dilatation et gonflement de la vulve, du vagin et du col de l'utérus; turgescence des mamelles, sécrétion du lait ; volume et élévation de la matrice; flaccidité du ventre; éraillures des parois abdominales, etc., etc.

2ᵉ CAS. — *La femme est vivante, l'avortement remonte à une époque un peu éloignée.*

Si l'avortement date d'une époque déjà un peu éloignée, et que l'accusée soit rétablie des suites de cette fausse couche, l'examen direct des organes ne fournira plus aucun renseignement utile ; il apprendra seulement que la femme a été grosse et qu'elle ne l'est plus. Encore faudra-t-il, pour être certain de ces faits, que la délivrance ait eu lieu à une époque où la grossesse, déjà assez avancée, ait laissé dans l'économie des traces évidentes et presque indélébiles de son existence. Si la fausse

couche a eu lieu dans les premières semaines de la gestation, ou,
au plus, dans les premiers mois, les traces de la grossesse passée
seront très-obscures et d'autant plus difficile à apprécier sûrement qu'il sera plus aisé au coupable de les nier. L'expert, s'aidant d'un spéculum, cherchera souvent en vain des plaies ou
des cicatrices, comme étant des indices certains de manœuvres
directes, car, en peu de jours, une blessure de l'utérus cesse
d'être reconnaissable, et la présence d'une cicatrice sur les lèvres
du col peut aussi bien être imputée à une déchirure causée par
la délivrance naturelle, qu'à une lésion produite par un instrument vulnérant. — De tout ceci, nous concluons d'abord que
l'expert, consulté sur un cas d'avortement ancien, ne peut rien
affirmer à ce sujet, et qu'il doit seulement rechercher si la
femme a été enceinte.

En l'absence de signes matériels positifs, l'expert, qui comprend la grandeur de la mission qui lui est confiée, peut toutefois recueillir certains documents propres à éclairer la justice;
en effet, s'il examine l'accusée sur tous les points, et s'il la ques-
tionne sous toutes les formes, il parviendra souvent à acquérir
soit la certitude du crime consommé, soit celle de la préméditation, et il devra appeler l'attention du ministère public sur ce
point important. Par un interrogatoire soutenu et insidieux, il
s'efforcera de faire avouer à la femme si elle s'est livrée à des
pratiques réputées abortives, ou si elle a fait usage de prépara-
tions tendant au même but; si elle s'est fait saigner, cachant son
état de grossesse au médecin, qu'elle rendait ainsi complice in-
nocent d'un crime; si elle a essayé les pédiluves répétées et les
fameux breuvages. Presque toujours la malheureuse, poussée
jusque dans ses derniers retranchements, se désistera des allégations plus ou moins invraisemblables à l'aide desquelles elle
espère abuser l'expert, et elle lui fera les aveux les plus com-
plets, tant sur les moyens qu'elle aura employés pour se procurer
l'avortement, que sur les procédés dont elle aura fait usage pour
en assurer et en hâter les résultats.

Malgré tout son talent, l'expert le plus habile, dans certains
cas, ne peut rien découvrir, dans d'autres, il a des doutes que
l'état actuel de la science ne lui permet pas d'éclaircir; si, d'ailleurs, il trouve dans l'état général et la constitution de la femme,

dans quelque habitude ancienne hygiénique ou médicale des circonstances qui à elles seules peuvent, dans une certaine mesure, expliquer l'avortement, il devra, au nom de sa conscience ou de la science encore impuissante, réclamer hautement en faveur de l'accusée.

3ᵉ CAS. *La femme est morte. — Constatations sur cadavre.*

Lorsque la femme sur le compte de laquelle la justice a des soupçons est décédée, la mission du médecin expert se trouve simplifiée par la facilité avec laquelle il peut faire ses recherches et par certaines particularités qu'offrent les lésions qu'il doit observer.

Si la malheureuse avait pris de ces breuvages réputés bien à tort abortifs, on trouve à l'autopsie une inflammation des voies digestives n'offrant rien de spécial. Le péritoine, la matrice elle-même et les organes voisins présentent aussi un état phlegmasique, mais avec des caractères particuliers sur lesquels M. le professeur Tardieu insiste avec raison. L'inflammation du péritoine est limitée, l'intestin peu distendu par les gaz, et les désordres de l'utérus plus marqués au col qu'au corps; en d'autres termes, la phlegmasie, suite de l'avortement, reste localisée et ne se généralise pas comme dans la métro-péritonite qui suit l'accouchement à terme.

Lorsque l'avortement a été procuré par l'action d'instruments vulnérants, l'autopsie démontre la cause de la fausse couche, d'une façon non équivoque, par des lésions matérielles spéciales; ce sont des piqûres, des déchirures ou même d'horribles mutilations. Ces plaies intéressent principalement le col utérin et surtout sa lèvre postérieure, ou bien le cul-de-sac vaginal postérieur, ou encore la paroi utérine, dans laquelle l'instrument meurtrier est venu se perdre, ou qu'il a traversé de part en part. Ces lésions matérielles sont indiquées par une infiltration ou par de petits caillots de sang coagulé; il faut les disséquer avec soin, en étudier la position, la direction, l'état enfin, afin de déterminer, autant que possible, l'époque à laquelle remonte la blessure, et faire ressortir si cette époque coïncide avec la date présumée de l'avortement.

Lorsque ces diverses lésions, et surtout la perforation de la matrice, auront été constatées à la charge de l'accusée, la défense ne manquera pas d'attribuer cette dernière à une rupture spontanée de l'utérus. Or, cet accident, survenant sans cause accidentelle, est chose si exceptionnelle, qu'à la Maternité de Paris, de 1839 à 1848, sur 31.560 accouchements, il ne s'en est pas produit un seul cas. En dehors même de cette considération déjà si écrasante, l'expert saura triompher de cette allégation mensongère, en utilisant ses connaissances obstétricales et en se basant sur les faits que nous allons d'ailleurs résumer, d'après M. le professeur Tardieu.

La *rupture spontanée de la matrice* a lieu à terme, et surtout pendant le travail de l'accouchement. — Elle reconnaît comme cause de violentes contractions utérines, luttant et s'épuisant en vain contre un obstacle matériel, qui empêche la libre sortie du produit de conception (mauvaises présentations, vices de conformation du bassin), ou bien une altération du tissu utérin, soit liée à une affection, soit consécutive à des coups, des chutes, des blessures, ayant intéressé l'organe, altération qui, en diminuant la solidité normale de la matrice, l'expose à se déchirer au moindre effort. — Elle est caractérisée par une douleur extrêmement vive dans l'abdomen, l'altération profonde des traits, la syncope, l'hémorrhagie foudroyante, et surtout, dans certains cas, par l'arrêt complet du travail, l'ascension de la tête qui, déjà engagée, peut remonter au-dessus du détroit supérieur et disparaître même, si l'enfant passe dans la cavité abdominale par la déchirure de la matrice. — On observe les ruptures spontanées surtout vers les angles et les bords de la matrice, ou à l'insertion du vagin sur le col: elles sont profondes, étendues, irrégulières. — Une mort rapide en est la conséquence.

La *perforation de l'utérus, conséquence du crime* maladroitement consommé, s'observe dans les premiers mois de la grossesse (époque où le crime d'avortement est lui-même plus fréquent), chez des femmes bien conformées, dont le produit de conception a des dimensions normales, et qui ne présentent pas de traces de coups, de chutes ou de blessures ayant intéressé le tissu utérin, d'ailleurs sain en lui-même.—Les phénomènes qui caractérisent la perforation de l'utérus, déterminée par des mains coupables, sont loin d'être aussi tranchés que ceux qui manifestent la rupture spontanée ; ils se réduisent tout d'abord à la douleur et à l'hémorrhagie. —Les lésions qui constituent la perforation de la matrice n'affectent pas de siége spécial et précis ; elles sont petites, et représentent, dans une certaine mesure, la forme de l'instrument qui a servi à les produire. —La mort arrive comme conséquence des phénomènes secondaires dans les huit jours qui suivent la perpétration du crime.

Mettant à part ces considérations de piqûres, de déchirures et de perforations, la surface interne de l'utérus, chez une femme qui a expulsé depuis peu un produit de conception, présente une plaie caractéristique sur le point où était greffé le placenta. Dans d'autres cas, lorsque la mort a devancé l'expulsion de l'œuf, on trouve celui-ci intact ou avec les membranes déchirées. Cette dernière constatation aura d'autant plus de valeur pour l'accusation que l'opération préparatoire au travail naturel de l'expulsion du fœtus, c'est-à-dire la dilatation de l'orifice, n'aura pas eu lieu.

EXAMEN DU PRODUIT EXPULSÉ.

Lorsque la femme a survécu aux manœuvres abortives et que la justice est informée un peu tardivement du crime, le corps du délit, soustrait le plus souvent par les intéressés avec promptitude et grands soins, ne peut pas être soumis à l'examen de l'homme de l'art. Fort heureusement, d'après la nouvelle doctrine de l'avortement criminel enseignée par M. le professeur Tardieu et adoptée par toutes les personnes compétentes, l'action de la justice ne saurait être paralysée et encore moins anéantie dans le cas où elle ne retrouve pas le produit expulsé. Ce n'est pas, en effet, le fœticide ou l'infanticide que la loi punit en condamnant comme coupable d'avortement, c'est le fait simple et unique, dégagé de toute idée accessoire, de l'expulsion violente et prématurée d'un produit de conception. Lorsque la femme a succombé, la mort rapide peut avoir devancé l'expulsion du produit que l'on retrouve, plus ou moins intact, dans la cavité utérine. Toujours est-il, je le redis à dessein, l'acte d'accusation du crime d'avortement peut être dressé et la condamnation avoir lieu en l'absence du corps du délit. Si, dans certaines circonstances, la justice a pu saisir le produit expulsé, l'examen de celui-ci, bien qu'accessoire, fournira des éléments de plus à la découverte de la vérité et procurera des renseignements secondaires très-utiles, tant pour soutenir le ministère public que pour défendre, dans d'autres cas, une accusée innocente.

Si le produit expulsé est mis à la disposition de l'expert, tout d'abord il doit le laver avec beaucoup de précautions, dans une cuvette, sous un faible courant d'eau. Les caillots se dissocient, se délayent et il ne reste plus que l'œuf intact ou déchiré, ou même il ne reste plus rien. Si les membranes sont rompues, on étudie avec soin la position, la forme et les dimensions de cette perforation. Dans le cas où l'eau aurait tout délayé et où on ne retrouverait rien, le seul fait de l'expulsion de caillots a déjà une certaine valeur.

L'expert doit ensuite rechercher sur le fœtus les traces des manœuvres criminelles que l'on suppose avoir été employées pour l'expulser prématurément. Lorsque l'avortement a été procuré par le procédé de Kiwisch, ou que, dans la méthode par ponction, l'instrument meurtrier n'a pas atteint le corps du fœtus, celui-ci est indemne. Mais quelquefois le hasard ne favorise pas autant le crime, et l'on constate des lésions qui consistent le plus souvent en piqûres situées sur le sommet de la tête. Ces piqûres n'intéressent ordinairement que les téguments, d'autres fois elles pénètrent dans la cavité crânienne. Pour ne pas les confondre avec de simples taches de sang coagulé, et pour apprécier toute leur valeur, il importe de les laver avec précaution et de les disséquer avec soin dans leur trajet.

Il est utile aussi de reconnaître si l'enfant est mort depuis longtemps, et s'il a séjourné dans le sein de sa mère; ces données, en effet, permettant de déterminer l'époque approchée à laquelle remonte l'avortement, serviront de contrôle aux faits relatés dans l'acte d'accusation et aux allégations opposées par la défense. Les médecins-légistes et les accoucheurs les plus distingués ont parfaitement résolu cette question : lorsque le fœtus est mort depuis quelque temps seulement, s'il est encore renfermé dans le sein de sa mère et si les membranes de l'œuf ne sont pas rompues, il ne se putréfie pas comme il le ferait au contact de l'air, mais il présente une teinte d'un rouge brun uniforme, très-caractéristique; s'il a séjourné plus longtemps dans la matrice, l'œuf étant toujours entier, il devient flasque, blanc, ridé, comme macéré.

Enfin, la détermination de l'âge du fœtus permet d'apprécier certaines allégations de la femme, en indiquant l'époque à laquelle la grossesse était parvenue, lorsqu'une main criminelle est venue la détruire. L'âge sera indiqué par le développement des divers organes du fœtus, par le poids et la longueur de son corps. Toutefois il ne faudra se prononcer qu'avec une grande réserve, car les données et les chiffres, qui résolvent ces questions, sont loin d'être identiques et infaillibles dans tous les cas.

Au total, la présence du corps du délit n'est pas indispensable pour que la justice poursuive le crime d'avortement. Cependant, lorsque le produit expulsé est trouvé, son examen, en apprenant l'âge de la grossesse, l'époque à laquelle remonte l'avortement, et en manifestant par des lésions spéciales l'emploi de manœuvres directes, fournit des indications qui servent de contrôle, tant aux aveux des coupables qu'aux faits mentionnés par le ministère public, et il constitue un moyen d'arriver encore plus sûrement à la connaissance de la pure vérité.

CHAPITRE IV

DE L'AVORTEMENT

AU POINT DE VUE LÉGAL ET THÉOLOGIQUE

L'expert, dépassant les limites de la mission qui lui est confiée, ne doit, dans aucune circonstance, mentionner ou interpréter les lois. Moi le premier, dans cette monographie, je devrais donc passer sous silence la jurisprudence relative à l'avortement. Mais, comme certaines dispositions formulées par le législateur intéressent plus particulièrement les personnes qui exercent l'art de guérir, je me crois autorisé à traiter brièvement cette question de droit. Nos lois pénales, relatives au crime d'avortement, sont comprises dans l'art. 317 du Code actuel ; cet article est ainsi conçu :

« Art. 317. Quiconque par aliments, breuvages, médicaments, violences ou par tout autre moyen aura procuré l'avortement d'une femme enceinte, soit qu'elle y ait consenti ou non, sera puni de la réclusion.

« La même peine sera prononcée contre la femme qui se sera procuré l'avortement à elle-même, ou qui aura consenti à faire usage des moyens à elle indiqués ou administrés à cet effet, si l'avortement s'en est suivi.

« Les médecins, chirurgiens et autres officiers de santé, ainsi que les pharmaciens, qui auraient indiqué ou administré ces moyens, seront condamnés à la peine des travaux forcés à temps, dans le cas où l'avortement aurait eu lieu. »

Aucun de ces paragraphes ne saurait prêter à l'ambiguïté : ainsi la loi punit de la réclusion les personnes qui auront procuré l'avortement, et la femme elle-même dans le cas seulement où la fausse couche sera effectuée ; elle inflige en outre des peines plus graves aux hommes de l'art, lorsque l'avortement aura eu lieu. Mais en dehors de ces trois hypothèses, il est d'autres circonstances sur lesquelles le législateur n'a pas exprimé nettement sa pensée. Ces nouvelles questions, que nous allons poser et sur lesquelles il importe d'être bien fixé, reçoivent journellement des solutions par les arrêts de la Cour suprême.

La loi ne punit-elle pas la tentative d'avortement comme le crime d'avortement consommé ?

Toutes les opinions ne sont pas d'accord sur cette question ; deux théories sont en présence. La plupart des auteurs de jurisprudence regardent l'art. 317 comme faisant exception à la règle générale qui punit la tentative d'un crime comme le crime lui-même ; et ils considèrent cet article comme exprimant nettement les intentions du législateur de n'atteindre que l'avortement procuré, c'est-à-dire consommé, et nullement la simple tentative de ce crime. D'autre part, la Cour de cassation, appliquant à la lettre le texte de la loi, a décidé, par plusieurs de ses arrêts, «que l'art. 317 ne renfermant aucune expression qui excepte formellement la tentative du crime d'avortement des dispositions générales de l'art. 2, si ce n'est relativement à la femme enceinte ; que cette exception, ainsi limitée en faveur de la femme enceinte, démontre évidemment que la même tentative commise par d'autres individus est assimilée au crime même. »

Somme toute, la loi punit la tentative d'avortement comme l'avortement lui-même ; il n'y a d'exception qu'en faveur de la femme qui s'expose, volontairement ou non, mais sans résultat, à des manœuvres abortives.

La tentative d'avortement commise par l'homme de l'art est-elle punie comme le crime lui-même ?

Sans doute, on peut bien dire que, si le législateur avait eu l'intention de poursuivre la tentative chez l'homme de l'art, il aurait stipulé sa pensée dans le paragraphe 3, comme il l'a fait à l'égard de la femme enceinte dans le paragraphe 2. D'autres, non sans raison, soutiendront que, d'après les dispositions de l'art. 2 du Code, qui sont générales, la tentative étant assimilée au crime quant à la répression, l'homme de l'art, qui aura tenté de procurer l'avortement, devra être condamné aux travaux forcés à temps. Mais la Cour suprême, adoptant une interprétation mixte, a admis que, dans les cas où les moyens employés par l'homme de l'art n'auraient pas produit d'effets, la loi n'aggrave pas pour eux la peine, ils rentrent dans la classe commune et sont punis de la réclusion. — Ainsi la tentative d'avortement pratiquée par l'homme de l'art est punie seulement de la réclusion.

Les sages-femmes, dans l'application de l'art. 317, sont-elles considérées comme de simples particuliers, ou rentrent-elles dans la classe des « autres officiers de santé? »

Il ne faut pas se dissuader que si, se contentant d'une existence médiocre, mais honorable et sans tache, quelques sages-femmes repoussent dignement des propositions criminelles souvent avantageuses au point de vue pécuniaire, il en est beaucoup d'autres qui ne craignent pas de souiller par leur conduite une profession honorable, et de convertir un diplôme en une sorte de brevet destiné à assurer le succès de leur industrie criminelle. Je ne crains pas de l'avancer, les relevés de la justice le prouvent, la plupart des personnes poursuivies et condamnées pour crime d'avortement sont des sages-femmes ; il importe donc de résoudre clairement la question que nous avons posée. De ce que, dans certains cas, la loi nomme les sages-femmes, et que, dans l'article 317, il n'en est pas fait une mention spéciale, on croit qu'elles ne rentrent pas dans le paragraphe 1ᵉʳ de l'art. 317 ; c'est une erreur. Les sages-femmes, d'après un article de la loi relative à l'exercice de la médecine, reçoivent une instruction, et subissent des examens sur la pratique et la théorie des accouchements ; elles obtiennent un diplôme qui leur confère le droit d'exercer légalement une branche de l'art de guérir, elles rentrent donc ainsi dans le terme générique : *autres officiers de santé*, et sont aussi coupables que les médecins lorsqu'elles font usage pour détruire d'un art qu'elles ne doivent employer qu'à conserver. Elles sont donc passibles des peines édictées dans le paragraphe 3 de l'art. 317.

L'avortement qui survient après l'usage d'un médicament doit-il être imputé comme crime au médecin qui a prescrit le remède ?

Il est des circonstances dans lesquelles un médecin, appelé à donner des soins à une femme enceinte, pour une maladie intermittente, est obligé, d'après l'état actuel de la science, d'employer des remèdes qui peuvent, en sauvant la mère, compromettre l'existence du fœtus qu'elle porte dans son sein. Assurément, il convient d'éviter, autant que possible, ces médications, lorsque, par d'autres moyens moins destructeurs, on peut obtenir le même résultat ; mais enfin, le cas échéant où la science ne posséderait pas de remède préférable, le médecin ne doit pas tergiverser, il doit sauver la femme avant tout, la grossesse deviendra ce qu'elle pourra. Si l'avortement survient comme conséquence, la loi pénale ne saurait atteindre l'homme de l'art ; nous savons, en effet, que les médecins, les chirurgiens et toutes les personnes qui exercent légalement la profession médicale, sont affranchis de toute responsabilité pour les faits de leur pratique, à moins de *fautes lourdes* ou de négligence extrême.

Les médecins ne doivent pas craindre de traiter énergiquement les maladies chez les femmes enceintes, car, d'une part, nous l'avons déjà signalé, ces maladies à elles seules peuvent déterminer la fausse couche, et, d'autre part, la loi ne leur est pas applicable. Quelques-uns ne doivent pas toutefois se prévaloir de ce privilége, qui semble les mettre hors la loi, pour abuser impunément de leurs connaissances, car la justice pourra toujours discuter l'*opportunité* de la médication employée, et examiner la *question intentionnelle*.

Est-il des cas dans lesquels l'avortement provoqué par le médecin soit autorisé par la loi ?

Mettant à part les circonstances précédentes, dans lesquelles l'homme de l'art, par les remèdes qu'il prescrit, procure l'avortement contre son intention, il est certains cas où l'accoucheur est conseillé par la science, autorisé par la loi, à interrompre une grossesse dans ses premières phases ; ce sont les conditions dans lesquelles la grossesse ne peut parvenir à son terme physiologique sans mettre en danger la vie de la femme enceinte.

Il n'y a rien de commun entre la fausse couche déterminée dans ces conditions morales et conservatrices, et l'avortement illicite, criminel, puni par l'art. 317 du Code. « Celui-ci, dit M. le professeur P. Dubois, est un acte secret, coupable, dans la pensée de celui qui l'exécute comme dans celle de la femme qui le sollicite ou le souffre ; l'avortement provoqué par l'art, au contraire, est une opération accomplie au grand jour, une opération qui ne peut blesser ni la conscience de celui qui l'exécute, ni celle de la femme qui s'y soumet ; une opération qui a pour but d'éviter un mal plus grand, de conserver l'une des deux existences compromises, celle assurément qui est la plus précieuse. »

Si l'art. 317 devait être appliqué au médecin qui, dans la pratique honorable de l'art des accouchements, procure l'avortement avec des intentions dignes de louanges, pourquoi l'article 316, qui inflige la peine des travaux forcés à toute personne coupable de castration, ne serait-il pas applicable au chirurgien qu'un cas pathologique oblige à retrancher un testicule ? Pourquoi encore l'art. 309 qui condamne à la même peine celui qui, par des blessures faites volontairement, mais sans intention de donner la mort, l'aurait pourtant occasionnée, ne serait-il pas appliqué à l'accoucheur qui aurait pratiqué l'opération césarienne avec un insuccès malheureusement trop ordinaire ?

Le bon sens indique qu'il n'y a aucune parité à établir entre l'avortement poursuivi par la loi et ces dernières opérations, dont le but est humain, moral et scientifique ; d'ailleurs, en basant notre argumentation sur l'art. 318, nous pouvons, par le texte même de la loi, justifier la pratique de l'avortement provoqué. Cet article est ainsi conçu : « Il n'y a ni crime, ni délit, lorsque l'homicide, les blessures et les coups étaient commandés par la nécessité actuelle de la légitime défense de *soi-même ou d'autrui.* »

Notre vie, dit Puffendorf, étant une chose irréparable, il ne faut pas s'étonner que la nécessité de la défendre donne de si grands priviléges. Que notre existence soit compromise par les attaques d'un fou, d'un enfant, d'un homme en état d'ivresse, de toute personne enfin n'ayant pas conscience de l'injustice de ses actions, le droit de la défendre n'en existe pas moins, car ce droit procède non pas de l'injustice du crime de l'agresseur, mais du soin même de notre propre conservation. Tout cède devant l'instinct de la conservation de la vie, même les droits les plus saints, qu'ils dérivent de la nature ou de la loi. Donc, si d'après le texte de la loi, et l'interprétation de juristes aussi distingués que MM. Chauveau et Faustin Hélie, une femme a le droit de se défendre contre l'agression de son enfant, de tuer même celui-ci qui, soit volontairement, soit dans un accès maniaque, menace ses jours; combien à plus forte raison doit-elle être autorisée à anéantir l'existence d'un enfant non encore formé, d'un fœtus qu'elle porte dans son sein et qui compromet plus sûrement encore son existence. Dans les circonstances où l'homicide est permis, le fœticide doit l'être, et, comme le mentionne justement M. Berrut dans sa thèse inaugurale, là où il est licite de faire mourir un homme complet, dont la position n'est pas aggravée par l'exercice du libre arbitre qu'il n'a pas, il ne peut être défendu de sacrifier un fœtus qui, placé dans les mêmes conditions morales, c'est-à-dire sans responsabilité, se trouve dans des conditions de perfection physique de beaucoup inférieures.

En résumé, la femme enceinte qui ne peut sauver ses jours que par le sacrifice de l'enfant qu'elle porte dans son sein est autorisée à préférer sa vie à celle de son enfant; et l'intervention du chirurgien qui lui vient en aide se trouve légitimée par le même art. 318 qui étend la justification à la défense de *soi-même ou d'autrui*.

L'avortement provoqué, dans les circonstances où la loi civile le reconnaît licite, est-il aussi autorisé par la loi religieuse?

La question de la fausse couche provoquée par des moyens artificiels est si délicate, d'ailleurs si spéciale, que dans les établissements ecclésiastiques, les professeurs de théologie osent à peine l'effleurer. Aussi, lorsque plus tard, par suite de circonstances particulières, un prêtre interrogé est conduit à donner son avis sur ce sujet, sans en comprendre le sens véritable et toute la portée, il oppose deux fameux textes à la pratique de l'avortement procuré, et ne sort jamais de ces éternelles citations : *Non occides* (Exode, chap. 20, v. 13); — *Num faciamus mala ut eveniant bona* (épitre de saint Paul aux Romains, chap. 3). En d'autres termes, la plupart des ministres de la religion catholique, à moins d'avoir fait des études spéciales sur cette matière, condamnent la pratique de l'avortement procuré dans tous les cas indistinctement ; ils préfèrent laisser la grossesse atteindre le terme fatal de neuf mois, époque à laquelle ils conseillent la trop célèbre opération césarienne, véritable opération de sauvage, qui tue presque infailliblement la femme, mais qui offre, il est vrai, quelques chances de vie pour le fœtus.

La nature et le but de ce travail ne me permettent pas de m'étendre sur cette question longtemps controversée, et que je crois résolue affirmativement par la plupart des accoucheurs. Mon intention est de justifier simplement leur manière de voir, et, sans espérer confondre les casuistes les plus austères, de leur donner au moins à réfléchir.

Posons d'abord nettement le cas de conscience, et cherchons-en la solution sans discuter le côté médical de la question :

Une femme enceinte est dans de telles conditions que *de rigueur* elle ne pourra pas accoucher à terme ; si on laisse agir la nature sans l'aider, la femme et son enfant vont *de toute nécessité* mourir ; si l'art intervient en procurant l'avortement, on sauve la mère et l'on empêche le fœtus de vivre ; si l'on pratique plus tard l'opération césarienne, on massacre à peu près sûrement la femme (car les exceptions sont bien rares, surtout dans les grandes villes), mais on a quelques chances d'amener un enfant vivant. Quel parti faut-il choisir? Est-il raisonnable d'attendre, convient-il mieux d'opérer? Et si l'on se décide à agir, lequel des deux êtres va-t-on sacrifier?

Attendez, disent quelques personnes, *peut-être* (ce qui est faux et inadmissible dans le cas supposé, la nature agira seule; patience, car il est écrit : « *Non occides.* » Mais pourquoi au chapitre 22, verset 18, lisons-nous : « Vous ôterez la vie à ceux qui usent de sortiléges; » et ailleurs : « Si un voleur est pris rompant la porte d'une maison ou perçant la muraille pour y entrer, et qu'étant blessé il meure de sa blessure, celui qui l'aura tué ne sera point coupable de sa mort; » c'est que ce précepte n'a rien d'absolu, comme le fait remarquer saint Thomas d'Aquin, qui lui-même formule des exceptions à ce commandement. « Il est permis, dit-il, de tuer quelqu'un pour conserver sa vie, en ayant égard à la conservation de ses jours, et non au dommage que l'on cause à l'agresseur. » (*Quæstio* 64, art. 7) Attendez, répète-t-on, laissez faire : mais en vérité, je ne puis, comme un Pilate, demeurer juge et spectateur indifférent et voir ainsi périr une femme et un enfant. Mon inaction, en pareil cas, serait un crime, et ma conduite aussi digne de blâme que si, apercevant deux individus en lutte sur le bord d'un abime, et voyant l'un d'eux perdant pied, être suspendu dans l'espace accroché à l'autre personne qu'elle va *nécessairement* entraîner dans sa chute, je ne faisais pas tous mes efforts pour sauver cette dernière, parce que je ne puis sauver à la fois les deux individus. Sans doute, il faut du courage dans cette circonstance, tout le monde n'agira pas, je le sais, mais tout homme de cœur devrait le faire.

Les personnes qui n'admettent pas l'avortement provoqué, et qui conseillent l'opération césarienne nous objecteront ce passage de saint Paul : *Num faciamus mala ut eveniant bona.* Et d'abord, dénaturant le texte, on fait une loi de ce qui n'en est pas une, car il n'est pas écrit : *Non facies mala ut eveniant bona,* ainsi que le répète presque tout le monde. L'apôtre ne pose point un précepte, mais simplement il fait une exclamation qui n'a rien de commun avec la question de l'avortement provoqué, et qui ne peut être comprise qu'en lisant le reste de sa phrase, dont voici la traduction par Lemaistre de Sacy : « Et pourquoi ne ferons-nous pas le mal afin qu'il en arrive du bien? (selon que quelques-uns publient que nous le disons, par une calomnie qu'ils nous imposent). Ces calomniateurs seront justement condamnés. » Au surplus, comment ceux qui nous opposent ce texte dénaturé ne craignent-ils pas de conseiller l'opération césarienne, comment osent-ils faire périr une femme pour *tenter* de mettre au monde un enfant vivant.

Somme toute, ces textes ne prouvent en aucune façon que l'avortement procuré soit directement et nécessairement proscrit par la loi religieuse.

Examinons maintenant, lorsque l'intervention de l'art ne peut se faire au profit des deux êtres, celui qu'il convient de sauver. Si nous ouvrons l'Exode, nous voyons au chapitre 21, versets 22 et 23, que l'auteur du texte sacré ne pouvait pas mieux s'exprimer en faveur de la femme :

« Si, dans une querelle, un homme frappe une femme enceinte et que l'avortement s'ensuive, il sera condamné à un dommage sur la demande du mari et sur l'arbitrage des juges.

« Si, au contraire, la mort de la femme a été la conséquence des coups, il sera condamné à mort. »

Les personnes qui sont le plus opposées à l'avortement procuré artificiellement, sont précisément celles qui se sont le moins occupées de la question, et, par contre, les théologiens justement renommés qui ont traité ce sujet, n'ont pas pour l'opération césarienne cette confiance qu'on leur suppose, et pour l'avortement provoqué cette aversion qu'on leur prête : voici quelques citations à l'appui de cette assertion :

Selon saint Alphonse de Liguori, une femme, placée dans un danger de mort par la présence, dans son sein, d'un embryon, a le droit d'en provoquer l'expulsion. « Licet fœtus non sit « agressor volontarius, non tenetur tamen negligere suam vitam « præsentem ad servandam vitam futuram prolis. » (*Liguorio, Theolog. moralis.*, lib. II.)

Ailleurs, saint Liguori, considérant les cas graves dans lesquels l'existence du fœtus est incompatible avec celle de la mère, dit, avec les théologiens de Salamanque, que les médecins ne doivent pas être scrupuleux à cet égard, vu qu'il est très-rare que l'enfant survive à la mère et puisse recevoir le baptême.

Voici un texte encore plus positif, extrait du 62e tableau de l'embryologie sacrée de Goritia : « Lorsque, d'après l'avis de médecins prudents, il est très-probable que la mère et l'enfant mourront, si on n'administre à celle-ci un médicament tendant directement à la guérison de la mère et indirectement à l'expulsion du fœtus, il est permis de provoquer l'expulsion du fœtus, même s'il est animé. »

Toutes ces citations prouvent qu'au point de vue de la loi religieuse, on est autorisé à pratiquer l'avortement, c'est-à-dire à sauver la mère de préférence à l'enfant. Les textes sacrés ne s'opposent pas à cette opération, pratiquée par un médecin dans un but louable, et l'enseignement des Pères de l'Eglise et des théologiens distingués s'accorde sur cette question.

Pour ceux qui ne sont pas convaincus, comme il est nécessaire d'agir, il ne leur reste plus qu'une ressource, l'opération césarienne, que l'on ne doit pratiquer sur le vivant qu'avec le consentement de la femme. D'après le cardinal de Gousset, un confesseur prudent exhortera la femme à s'y soumettre, mais ne l'y obligera pas, sous peine de refus de l'absolution. Saint Liguori va plus loin encore, il condamne presque l'opération césarienne : « Il n'est pas permis, dit-il, d'inciser le ventre d'une femme qui va mourir, sous prétexte de pouvoir baptiser l'enfant. Qu'on ne nous dise pas que la vie spirituelle de l'enfant doit être préférée à la vie temporelle de la mère, car cela ne signifie pas que la mère doive ni qu'elle puisse se donner la mort pour le salut spirituel de son prochain. »

Après tout, ce qui rend le jugement des ecclésiastiques si sévère touchant l'avortement provoquée, c'est la question du baptême. Or, saint Liguori vient de le dire, il n'est pas permis à la femme de se donner la mort pour le salut de son prochain, et d'ailleurs qui nous empêche, dans l'opération de l'avortement provoqué, de baptiser l'enfant, comme le veut Benoît XIV, à l'aide d'une injection dirigée par le col utérin. « Si, ainsi baptisé, dit le rituel romain, l'enfant sort de la matrice sans mouvement, il doit être enseveli en terre sainte. »

Je résume mon opinion : Toutes les fois que, sans compromettre évidemment les jours de la femme, le fœtus pourra séjourner dans le sein de la mère jusqu'à ce qu'il soit bien viable, j'attendrai cette époque pour opérer ; — mais, lorsque la grossesse menace de mort la femme, soit immédiatement, soit pour l'époque physiologique de l'accouchement, bien convaincu de la légitimité de ma conduite, je n'hésiterai pas à provoquer l'avortement le plus tôt possible.

TABLE DES MATIÈRES

CHAPITRE II

DE L'AVORTEMENT AU POINT DE VUE OBSTÉTRICAL OU ÉTUDE DE L'AVORTEMENT PROVOQUÉ

CHAPITRE III

DE L'AVORTEMENT AU POINT DE VUE MÉDICO—LÉGAL

CHAPITRE IV

DE L'AVORTEMENT AU POINT DE VUE LÉGAL

ET THÉOLOGIQUE

Paris. — A. PARENT, imprimeur de la Faculté de médecine, rue Monsieur-le-Prince, 31.